Professor Ye Shitai

and

Allergy in China

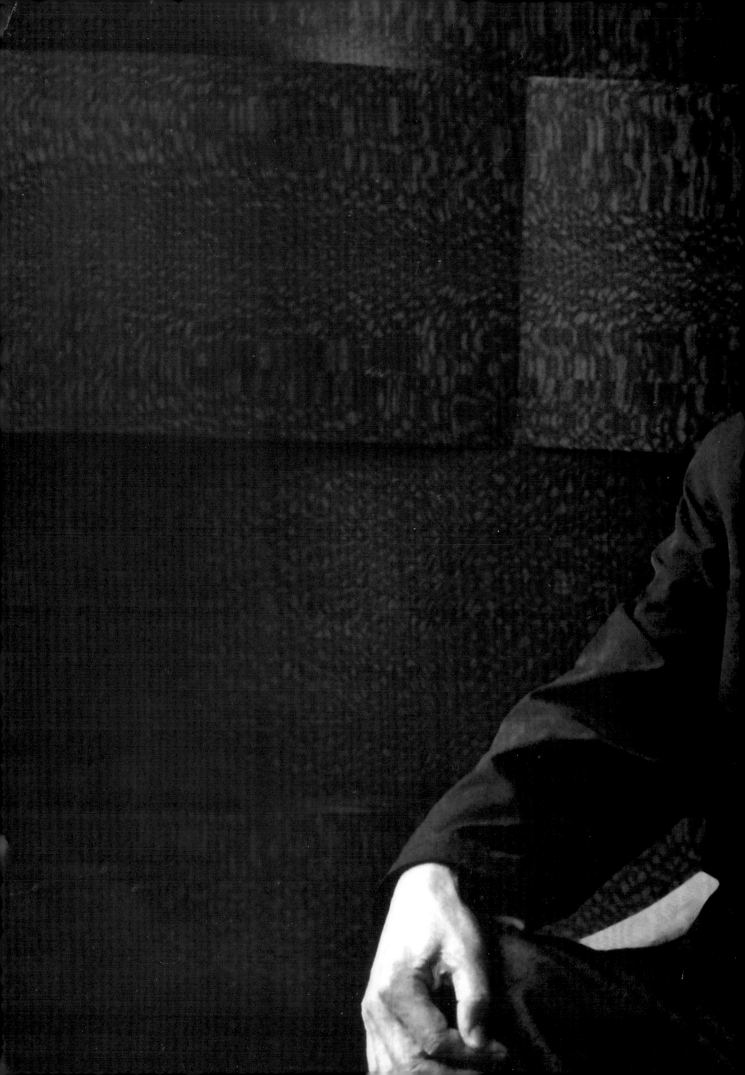

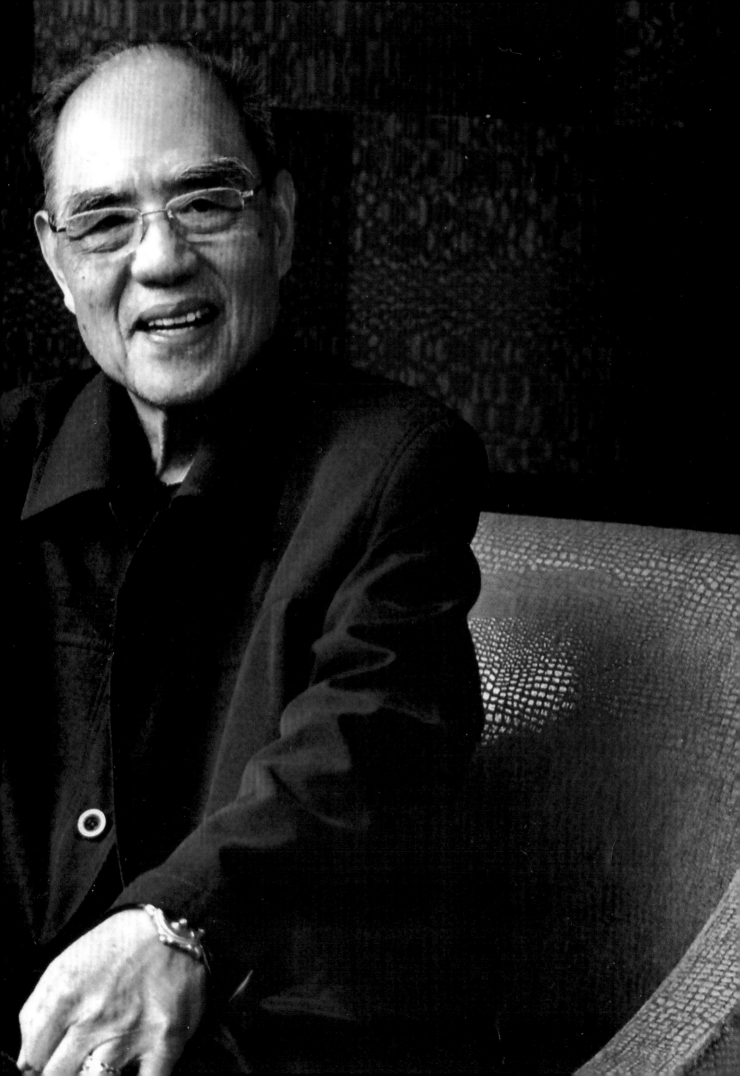

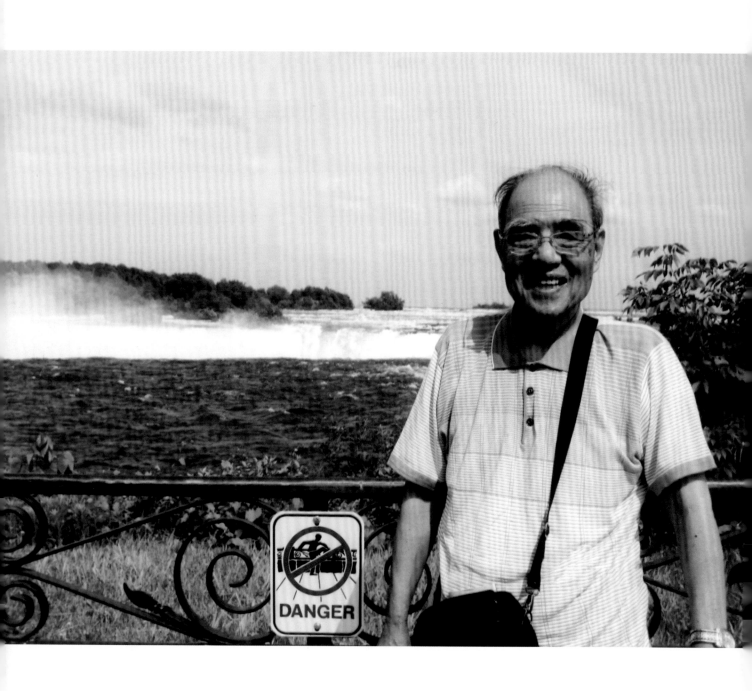

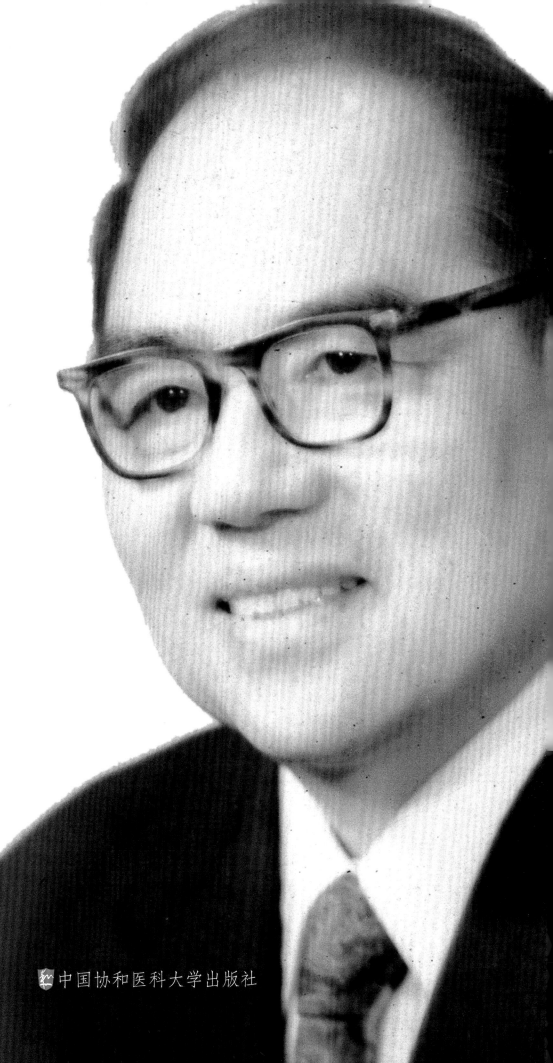

叶世泰与
中国变态反应学

中国协和医科大学出版社

图书在版编目（CIP）数据

叶世泰与中国变态反应学 / 北京协和医院变态反应科编. —北京：中国协和医科大学出版社，
2014.6

ISBN 978-7-5679-0043-1

Ⅰ.①叶…　Ⅱ.①北…　Ⅲ.①变态反应 – 研究　Ⅳ.① R392.8

中国版本图书馆 CIP 数据核字（2014）第 030498 号

叶世泰与中国变态反应学

编　　者：北京协和医院变态反应科
责任编辑：韩　鹏

出版发行：中国协和医科大学出版社
　　　　　（北京东单三条九号　邮编 100730　电话 65260378）
网　　址：www.pumcp.com
经　　销：新华书店总店北京发行所
印　　刷：北京兰星球彩色印刷有限公司

开　　本：889×1194　　1/16 开
印　　张：9.75
字　　数：200 千字
版　　次：2014 年 4 月第 1 版　　2014 年 4 月第 1 次印刷
定　　价：158.00 元

ISBN 978-7-5679-0043-1

（凡购本书，如有缺页、倒页、脱页及其他质量问题，由本社发行部调换）

序　言

　　北京协和医院有两个独具特色的学科即内分泌科和变态反应科。内分泌科由刘士豪教授创建，史轶繁院士及其同事继承并发展。变态反应科是张庆松教授创议并带领叶世泰教授（当时叶世泰是刚分配到耳鼻咽喉科的住院大夫）筹建起来的。变态反应学当时在中国医学界是空白。叶世泰在张庆松教授的领导和指导下与耳鼻咽喉科其他同志一起，经过 3 年多辛勤劳动和艰苦地筹备，终于在 1956 年在耳鼻喉科内正式成立了变态反应科，接受患者的诊断和治疗。北京协和医院变态反应科除了诊治常见的耳鼻咽喉变态反应性疾病外，还有大量耳鼻咽喉科以外的变态反应疾病，如支气管哮喘、药物过敏、食物过敏、各种过敏性皮肤病等。在临床工作中他们发现了花粉过敏，并证实我国北京地区的重要致敏花粉是蒿类植物的花粉，并与中国医学科学院药物研究所合作开发了抗过敏肥大细胞膜保护剂——色羟丙钠。

　　1978 年全国科学大会上，北京协和医院变态反应科获得了"花粉过敏"和"真菌过敏"两项重大科研成果奖。1982 年耳鼻咽喉科和变态反应科老主任、该领域的泰斗张庆松教授逝世，叶世泰独立挑起变态反应学科的重担，与同事们共同努力，在变态反应学方面做出了重大成绩。1987 年色羟丙钠获国家科技进步奖。

　　由于在变态反应学科的建立和发展方面做出了卓越的贡献，叶世泰教授受到了中央领导的接见，并多次出国考察，与世界各国著名变态反应学专家交流，建立了中国变态反应学与世界变态反应学界的联系，他本人成为美国变态反应免疫学会的通讯院士（Corresponding Fellow）和资深院士（Emeritus Fellow），1984 年成为美国环境医学会荣誉会员，并接受了该会颁发的突出贡献奖。

　　叶世泰教授是我在上海圣约翰大学医学院的同班同学，在学校里他就以脾气好出名，终日笑嘻嘻地，为人厚道低调，不爱炫耀自己。1952 年响应国家号召，我班七八个同学分配到北京中国协和医学院高师班进修，一年后几位在北京协和医院相应的临床科室进修的同学都留在有关科室做住院大夫。叶世泰教授在协和工作的数十年中尊

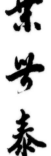

重师长，提携低年资医师和其他工作人员，默默耕耘，辛勤劳动，在医疗及学术领域中均作出了杰出贡献。可以说没有叶世泰教授就没有北京协和医院的变态反应科，也不会有中国变态反应学的今天。

中国工程院院士

2013 年 11 月

谢 师 言

今天是我的导师叶世泰教授 88 岁寿辰，捧着编辑刚刚送来的这本画册，和叶老相处的 25 年时光历历在目。

初次和叶老见面是在 1987 年的春天，那时他已是中国变态反应学界的领军人物，蜚声国内外的中国变态反应专科医生和教授，而我只是一位内科住院医生。当我怀着敬仰、紧张、忐忑的心情向他表达希望成为他的研究生时，他慈祥地说："尽自己最大努力，别紧张，take it easy！"他的一句话使我如沐春风，备感温暖。他在第一次见面就教会我：追求事业要"尽己所能"；面对结果要"顺其自然"。

做叶老的学生是幸运的，在和他一起出门诊的日子里，他用自己的方式影响并教会了我对过敏性疾病患者独特的问诊方式和思维方式："像侦探一样关注患者的生活起居，不放过任何蛛丝马迹"。他常说，"患者是我们最好的老师。"正是通过这种方式，他带领同事们发现并证实了蒿花粉和尘螨是中国过敏性鼻炎和哮喘的重要原因之一。这种对过敏患者详细问诊加全面分析的工作方法深深影响了我。多少年来，正是坚守了这份严谨与认真，我才诊断了一些中国首次报告的过敏性疾病。

叶老研究过敏性疾病数十年，对中国变态反应事业发展方向的把握十分精准。在他领导的全国气传花粉调查结束之后，他为我确立了葎草花粉过敏研究课题，并预见葎草花粉将成为继蒿属花粉后另一个中国北方地区过敏性鼻炎和哮喘的重要诱因。我和国内其他医生后来一系列的临床研究结果证实了他的预见。

叶老常说："花粉症是过敏性疾病临床研究的基础，历史上无论国外国内，对过敏性疾病最初的研究和诊治都是从花粉症开始的。"他从对患者的临床观察到和同事们一起赴郊区实地调查；他亲自设计花粉采集器进行空气花粉分布研究，并将此技术推广到全国；他和乔秉善等同事用本土的花粉原料制作过敏原粗浸液，在中国率先为花粉症患者进行特异性皮肤试验、鼻黏膜激发试验、眼结膜激发试验和免疫治疗并取得良好疗效；他在国内最早与北京协和医学院基础免疫学教授吴安然、周彤、郑珊珊和邹明发等学者合作，率先建立了体外检测蒿花粉和葎草花粉特异性 IgE 的方法。叶老以花粉症研究为核心，在获得外部信息相对封闭的 20 世纪 60 至 80 年代，经过 30 多年的精心耕耘，构建了中国过敏性疾病诊断、治疗和基础研究的框架和体系。

叶老十分重视将过敏性疾病研究成果应用于临床，在他的领导下，北京协和医院在国内最早研制过敏原制剂并首先开展特异性免疫治疗。叶老一贯认为："过敏性疾病的发生由于病人所处环境的不同，各国各地物产、气候、生活习惯及地理环境的不同而变化。中国人的变应原与国外的不尽相同，因此，变应原的生产和研究应立足于国内，不宜照搬西方，越是中国的，越是世界的。"叶老对过敏原制剂研究倾注了大量心血，在他的领导和坚持下，北京协和医院从最早的 4 种变应原做起，今天已逐渐形成过敏原制剂产、学、研队伍。过去 40 年，协和过敏原制剂在全国变态反应临床广泛应用，支持着整个中国变态反应学科的发展。最近 10 年，国家对过敏原制剂的严格管理促使我们加紧过敏原制剂质量标准研究。今天，我刚获悉，北京协和医院蒿属花粉过敏原和尘螨过敏原医院制剂获得北京市药监局注册批准，连同 2012 年 11 月批准的另外 7 种过敏原医院制剂，北京协和医院已有 9 种过敏原医院制剂获得北京市药监局注册批准。这是中国国家药监部门首次批准除尘螨之外的过敏原制剂。我们为今天获得的成果欣慰与自豪，而所有这一切的奠基人，是叶世泰教授。

和叶老相处的 25 年，数次经历他住院和手术，而每次他对我的重要嘱托也都是在他的病榻旁。90 年代末，叶老即将做手术前告诉我，他此生有三个愿望还没有实现，一是希望能成立中华医学会变态反应学分会。当时变态反应学界的学术活动主要以"中华微生物学和免疫学学会"变态反应学组名义召集，叶老希望成立独立的学术组织，促进变态反应专科在全国的发展；另一愿望是希望创办变态反应专科杂志，以汇集全国此领域的研究成果，促进学术交流；最后一个愿望是能与国际变态反应组织合作，在中国组织变态反应领域的国际会议。当叶老对我讲出他内心的宿愿时我泪如泉涌，深深为叶老心系中国的变态反应学科发展而感动，我曾动情地对叶老说："在您的所有学生里，去美国的师哥师姐们都比我优秀，虽然只有我留在您的身边，但我一定要帮您实现宿愿！"从那天起，叶老的宿愿就是我工作的方向和目标，无论多苦多难，我始终坚持这三个大方向，直到 2001 年中华医学会变态反应分会成立，2007 年《中华临床免疫和变态反应杂志》在北京协和医院创建，2007 年中华医学会变态反应分会和世界变态反应组织（WAO）在上海联合举办 WAO 国际论坛。叶老用他的行动，教我如何去承担和负责。

做叶老的学生是幸福的，他宽厚的人品，谦谦君子的风度，处处替别人着想的作风、开阔的学术视野，可以使学生在民主的学术氛围中自由成长。这种学术环境对学生创造性思维的培养非常重要。叶老注重教学和人才培养，关注来自全国各地医生的培训，他心中时刻装着中国变态反应学科建设这一大盘棋。他和变态反应科其他老教授编写了数十本变态反应学教科书和著作，他创立的北京协和医院全国变态反应学习班至今已连续举办了38期，培养了2000多名医生。这些医生如星星之火，带动了全国变态反应学科的发展。如今，变态反应专科已从北京协和医院独此一家发展为全国三甲医院数十家。在今年国家卫生和计划生育委员会（卫计委）主持的全国变态反应临床重点专科项目评审中，有32家三甲医院参加评审。变态反应作为独立的临床专科，其发展正在受到政府和老百姓愈来愈多的重视。

中国变态反应事业的明天一定会更好！作为中国变态反应学科的奠基人之一，叶老现在可以欣慰地笑了。

尹　佳

2013 年 12 月 19 日于北京

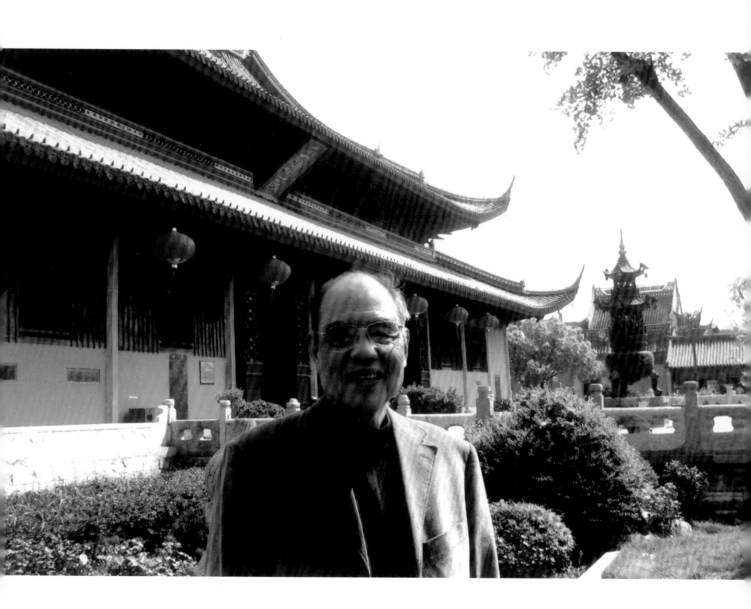

代　前　言

叶世泰自叙及本书缘起

　　我生于军阀混战、国运日衰、积贫积弱的 1926 年，但是我的故乡却是个风景如画、位于古城苏州西南太湖之滨、山明水秀的乐园——洞庭东山，我在那里度过了无忧无虑的童年，有三位老妇和一位少妇爱护着我，那就是我的曾祖母、祖母和外祖母。我的母亲成了我的启蒙导师，她家教甚严，所以我在当年的学业成绩，颇得称道。可是我美丽的童年之梦随着 1937 年夏的卢沟桥日寇入侵中华大好河山的炮声而破灭，一个月之后日寇入侵淞沪的炮声又起，从此我美丽的故乡立时变成了哀鸿遍野、盗匪横行、物价飞涨、民不聊生的沦陷区，我当时正值小学五年级，学校停办，匆忙间和父亲随着难民大潮，逃到了上海法租界，在亚尔培路上的一所叫做正风中学附小当上了六年级的插班生，白天在一间拥挤的教室里上课，中午就在课桌上进餐，晚上由校工帮着在课桌上铺上铺盖睡觉，到了星期六下午父亲就把我接出学校，次日返校。一个十一岁的学童，骤离家人，孤独无助的情绪，常使我夜半哭醒。逃难时日寇在苏州城门口，由于我父亲没有向日军脱帽鞠躬而招毒打的噩梦，常常会使我从梦中惊醒，小小心灵已被亡国之痛时时缠绕。1938 年我从正风中学附小毕业，考入当时由扬州避难到沪续办的江苏四大名校之一扬州中学，但学习条件简陋，学校设在一家商场内，我继续过着自己流浪式的学习。

　　1939 年，我家终于从祖居上百年的故乡洞庭东山迁居到了苏州城内，我亦由动荡不定的上海游学时代，进入了相对稳定的正规学校学习，但上海游学这一段经历，让我体会了人生的迅猛转折，深深地感受了从故乡蒙难到亡国之痛的切实感受。我在苏州上的是当时最知名的学校苏州中学，从初中二年级一直到抗日胜利的 1945 年秋高中毕业。事后方知当年朱预院长亦就读在此，他比我低了一年级。1945 秋我考入了东吴大学医预系，梦想着有朝一日进入协和，但是国内战事不断，南北交通断绝，进入协和无望，就于 1947 年转学上海圣约翰大学医学系，随后东吴大学的老同学有不少亦陆

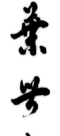

续转来，两校同学亲密无间，共同学习。一直到1952秋国家对高校进行院系大调整，圣约翰大学停办。没有想到的是我却从上海分配到了北京协和医院耳鼻咽喉科，我更没想到的是在我到达协和后不久我的恩师张庆松教授就看中了我，向我传达了医院创建变态反应科的决定，变态反应在当年虽未为中国临床所重视，但它对我来说充满了诱惑和憧憬，充满神秘、挑战和好奇，在中国究竟有没有变态反应性疾病，中国的变态反应病有何特色，我就这样像个无畏的探险者，一步步迈入了中国变态反应学探索的海洋，在里面初步地摸索畅游了一番。在此我特别要感恩改革开放的时代，让我解放了禁锢的思想，做了一些前人未曾涉及的领域，如果有来生，我将毫不犹豫地继续我那无限钟爱的中国变态反应事业的探索之旅。

2011年是北京协和医院建院90周年，事前院方通知我收集一些有关变态反应科和我个人的纪念物，当时整理了有关图片及纪念物200~300件，分别放置在院部和变态反应科内。

两年多来，我年齿徒增，体力健康日衰，就商于尹佳主任，承她热诚支持，并助筹划，乃使此册可以付梓。

人生苦短，白驹过隙，我有幸在此短暂的一生中，与中国的变态反应学结下了深厚的情缘，在这已逝的60年中，我亲历并见证了变态反应学在中国发生发展的全过程，有些往事于今仍历历在目，亦有些往事已逐渐淡忘，但总体来说今日中国的变态反应学与当年的情况已不可同日而语了。这就象征中国的力量与发展，也正是中国梦实现的一部分。我高兴地看到在当今的中国变态反应界正蕴育着一股蓬勃的朝气，一批年富力强、善于进取的后起之秀正茁壮成长。我深信中国的变态反应事业后继有人，一个具有中国特色的变态反应学必将在他们手中逐步实现。

这本画册的发行，希望对中国变态反应学初创阶段的历程留下一丝记忆，亦对我的人生留下一抹印迹。本书出版中承北京协和医院领导和变态反应科全体同仁的大力支持，尤其是汤蕊医师对我作了周到的帮助，传递信息和资料、协助文字记录等一丝不苟。在此对大家表示由衷的感谢！

由于年迈力衰，记忆不济，对于个别图片中的时间、地点、人名等，难免有遗漏或错误，恳请原宥。

叶世泰

2013年10月

目　录

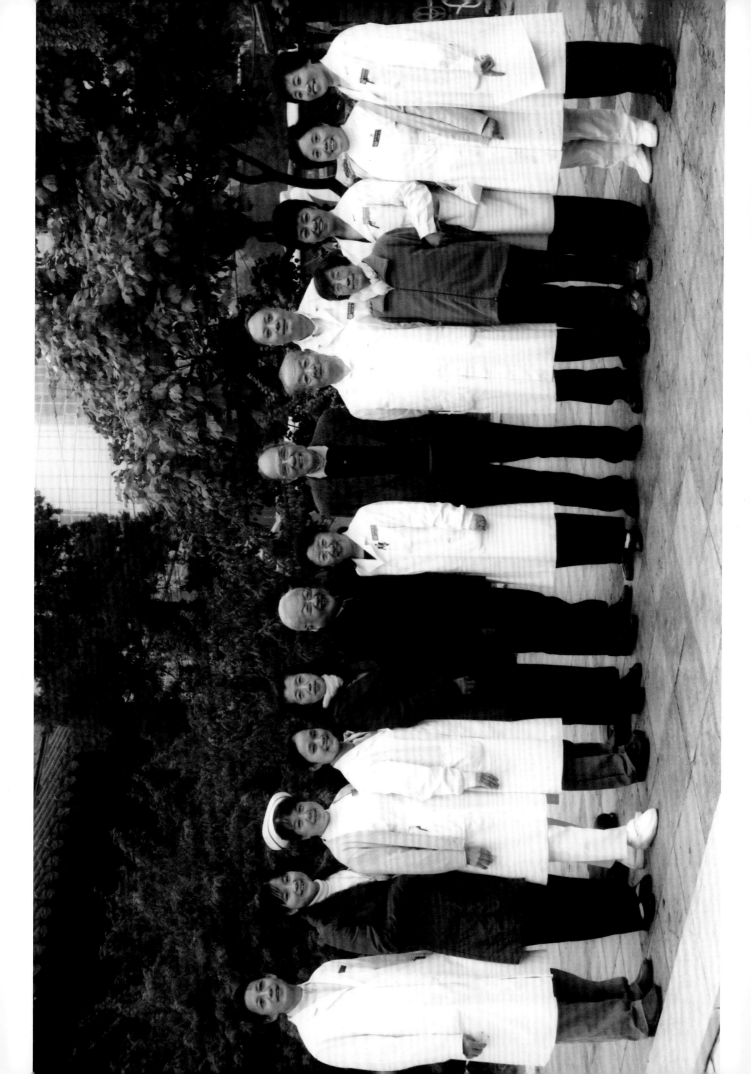

中国变态反应学科在北京协和医院的创建和发展

叶世泰

中国的变态反应学起步于20世纪50年代，徘徊于60年代，复苏于70年代，发展于80年代，进入90年代后，随着祖国改革开放的步伐，更以其活跃健康的姿态逐步向国际接轨，步入世界变态反应学界之林。这50余年来我有幸亲历和参与了中国变态反应学事业发生发展的全过程，回忆往事历历在目，令人感慨万千，聊志其始末以为纪念。

1952年9月我由上海圣约翰大学来到北京协和医院耳鼻喉科。当时的北京协和医院刚与中国医院（即今北京医院之前身）部分合并，由中国人民解放军军委卫生部领导，行政均按军队编制。院名改为中国协和医院。当时的耳鼻喉科主任是张庆松教授，副主任是徐荫祥教授。还有已退居二线的前北京协和医院耳鼻喉科主任、中国耳鼻喉科界的泰斗刘瑞华教授作为顾问，每周来院1～2次。他们3位各有所长，刘教授长于耳科学、张教授长于鼻科学、徐教授长于咽喉科学和气管食管镜学，真可谓是鼎足而三，执掌着中国耳鼻喉科学的牛耳。

到北京协和医院后大约1个月的一天晚上，我正在科内实验室里看书，张庆松教授把我叫到他的办公室，与我谈了准备建立变态反应科并希望我帮助他开始着手筹建的想法。变态反应学正好亦是久已吸引我兴趣的一门新学科，我当时就欣然接受了。变态反应科的筹建工作亦即从此开始。

就当时的条件，要筹建一个在中国从未出现过的变态反应科，真正是白手起家。首先要了解一些变态反应学的基本知识和现状。第一件事就是到图书馆去找资料。当年在图书馆能找到像Tuft主编的《Clinical Allergy》、Vaugham&Black的《Pratice of Allergy》、Feinberg编著的《Allergy in Practice》、Hensel编著的《Clinical Allergy》等教科书，以及当时最重要的两种变态反应学期刊《Journal of Allergy》和《Annals of Allergy》，这些成了我日夜抽空阅读的书籍。当年的北京协和医院图书馆真是日夜门庭若市，晚上闭馆时总要多次打铃，再三高声催促"要关门了"，人们才合上书本迟迟离去。通过大量的阅读，我发现变态反应学在整个医学中真是一朵奇葩，她包罗万象，奥妙无穷，更激发了我对这门新兴学科的好感与兴趣。

当年的物质条件非常困难，全北京没有一家像样的医疗设备商店。变态反应科所需的设备更是少之又少，即使是变态反应科必备的电冰箱，当年亦是走遍北京无觅处，最后还是从旧货商店买回来的二手货。一些制备变态反应诊断和治疗用抗原提取液所需的器械，如蔡氏无菌滤器、分液漏斗、分馏器等更是难觅芳踪。但是，功夫不负有心人，在多方努力之下，蔡氏滤器在医院器材库的废品堆里找到了，分液漏头、分馏器、分析天秤等亦先后找到，各种必要的

1

玻璃仪器也陆续初步配备完成。

　　当年耳鼻喉科年老的办事员方先生退休后，调来了一位较年轻的施先生，他担任办事员1年多后张庆松教授见他外文不错，送他到检验科主任齐长才先生处学习基本的实验技术，回来后兼任了变态反应科实验室的技术员工作。1955年顾瑞金教授从医学院毕业分配到耳鼻喉科，除做耳鼻喉科住院医师外，亦参加了变态反应科的部分工作。经过3年多的辛勤筹备，终于在1956年5月北京协和医院挂出了变态反应科的牌子，正式接受变态反应患者，宣告变态反应学科在中国的诞生。记得当年挂在诊室大门口"变态反应科"的五个白底黑字金属名牌，还是我亲手书写的，一直挂了二十多年，直到变态反应科脱离耳鼻喉科宣布独立建科，由老楼迁到新建的门诊楼时，这块科牌才完成了它的历史使命。

　　最初的变态反应科设在现今北京协和医院老楼的原耳鼻喉科门诊内。一排有多间诊室，犹如一条航船，变态反应科诊室居于靠北端的船头，皮肤试验和脱敏治疗室则居于靠南端的船尾，变态反应实验室安置在现今耳鼻喉科办公室内的大会议室。变态反应科初创时期，我身兼耳鼻喉科和变态反应科两职。除每天做耳鼻喉手术、查病房、处理病人外，每周一、五下午出席变态反应科门诊。常常是上午手术完毕时已经是下午1点多钟，匆匆在大夫餐厅用饭后，接着又看起了变态反应科的门诊。出乎我们意料的是，变态反应科从建科伊始，即吸引了大量的患者，不但有耳鼻喉科的变态反应患者，而且有大量耳鼻喉科以外的变态反应患者，如支气管哮喘、药物过敏、食物过敏、各种过敏性皮肤病等的患者，病种非常丰富。每次门诊都要额外加号，门诊时间也要拖延到很晚才能完毕。一天工作下来体力已很疲惫，但还要每隔一两天值1次夜班。由于我家住在医院附近，即使不值夜班，只要科里发生一些较大的医疗问题，亦会把我从家里叫来。工作无疑是极为辛苦的，但是眼看着变态反应科一派兴旺的景象，心里总感到非常兴奋。记得当时院领导鉴于我在变态反应科筹建工作中的努力和成绩，还给予了通报表扬的荣誉。就在变态反应科正式成立并接受病人的第二年，我们通过临床工作就发现了一批呼吸道过敏的患者，这些患者的发病有明显的季节性，高潮在秋季，这引起了我们的注意，认为这些患者很可能是由花粉过敏引起的。经过连续多年的北京地区空气中花粉调查、深入的病情观察、病人的家庭和工作环境调查、北京郊区的植被调查，到60年代初，通过可疑致敏花粉的鼻腔内激发试验，终于证实了在我国北方地区的重要致敏花粉是蒿类植物的花粉，从而奠定了中国花粉变态反应研究的基础。

　　好景不长，就在1957年春夏之交，一场惊心动魄的反右运动开始，从此政治运动一个接着一个。变态反应学由于是发源于西方的一门新兴医学，并在诊治工作中非常重视患者的生活环境和生活方式，医疗中常常要提出一些对患者衣食住行各方面的特殊要求，一时竟成了受批判的罪证，斥之为宣扬资产阶级生活方式，对患者提出的生活中对过敏原的禁忌则斥之为清规戒律。从此每次政治运动，变态反应科均不免遭到一些非议。直到1966年史无前例的"文革"兴起，变态反应科也成了受冲击的重点，称为"资产阶级思想的堡垒，培养资产阶级接班人的据点"。日常业务受到极大扰乱，几乎到了无法继续工作的境地。但是眼看着大量变态反应患者对治疗的迫切要求，我暗自告诫，条件再困难，工作亦不能中断，即使在最困难的时候，科里只剩下我一个人，亦还是把门诊、皮肤试验、脱敏治疗等工作全部坚持了下来。在整个"文革"期间，变态反应科的工作始终没有中断过1天，取得了患者的信任和支持。

记得 1971 年夏季的一天，我突然得到医院的通知，命令我日夜留守在医院里不能离开，据说是周恩来总理近日要接见医务人员。在医院连续待命了两天以后，终于得到通知，下午要接见。车子把我和一部分来自全国各地的医务人员送进了中南海国务院小礼堂。坐定不久，周总理就来了，大家起立致敬，他请大家坐下后，第一句话就说："中国历史上有两件事对人类作出过巨大的贡献，一是治水，二是治病。今天要与大家商讨的是如何防治气管炎的问题。"当时部分代表向总理报告了气管炎在各地的防治情况和各自的意见，还谈到气管炎易发于冬季。在会上我亦就当时在气管炎防治中重视对症治疗，忽视病因治疗，以及针对当时将一切有咳、痰、喘症状的病人均诊为气管炎的做法谈了自己的意见。对于由花粉引起的咳喘即使在春夏秋季亦可大量发病等情况向总理作了报告。由于讨论热烈，到了傍晚，总理请大家留下与他共进晚餐。直到饭后离去时，总理还要求大家回去要即刻投入工作，正像我向他报告的那样，他指示不要等到冬季再开展工作。

　　这次周恩来总理的接见，似乎引起了卫生部对变态反应学的重视。接见回来即对我作了表扬，并在以后又多次作出指示：为了保持北京协和医院的特色，变态反应科不能取消，还要继续发展。1972 年正式任命我为耳鼻喉科兼变态反应科副主任，工作得以逐渐恢复。

　　直到 1976 年"四人帮"被打倒，变态反应科才获得了真正的新生。1978 年春，医院正式宣布变态反应科脱离耳鼻喉科成为独立的临床科室。同年 7 月，卫生部委派我赴瑞士日内瓦参加由世界卫生组织召开的世界变态反应病专家会议。这次会议是由世界卫生组织负责召开的有关全球性变态反应病发病情况和防治的高层专家会议。会议由当年的瑞士伯尔尼变态反应和临床免疫学研究所所长，日后当选为世界变态反应学会首任主席和国际变态反应和临床免疫学杂志的创始者 AL de Weck 教授主持。出席者有英国的变态反应学元老、哮喘病专家 Jack Pepys，美国国立卫生研究院变态反应学研究所顾问、资深变态反应学前辈 Sheldon G Cohen，1975 届美国变态反应学会主席 Philip S Norman，1976 届美国变态反应学会主席 RoyPatterson 等。我在会上介绍了变态反应学在中国开展的情况，得到了与会者的重视与欢迎，从此建立了中国变态反应学与世界变态反应学界的联系。同年秋，张庆松教授和我联合招收了两名硕士研究生，开始从事适应中国国情的变态反应学学术研究，并在那年召开的全国科学大会上，变态反应科为北京协和医院获得了"花粉过敏"和"真菌过敏"两项重大科研成果奖。与中国医学科学院药物研究所合作开发的抗过敏肥大细胞膜保护剂——"色羟丙钠"的研制成功，于 1987 年获国家科技进步奖。

　　1981 年 5 月应美国国立卫生研究院变态反应及传染病研究所的邀请，我与前中华微生物和免疫学会顾问谢少文教授、主任吴安然教授出访美国各变态反应学的知名学府，先后到达旧金山、华盛顿、马利兰、乔治城、纽约、波士顿、圣地亚哥等城市。会见了当年美国变态反应及传染病研究所所长 Richard M Krause 教授。该所的资深顾问 Sheldon G Cohen 教授，免疫学科的 Michael Kaliner 教授，乔治城大学医学院免疫学主任 Joseph Bellanti 教授，纽约洛克菲勒大学著名华裔生化学家、豚草花粉主要抗原的提纯者 TP King(金德标) 教授，波士顿哈佛大学医学院变态反应学教授、1987 届美国变态反应学会主席、运动性哮喘研究的先驱 AL Sheffer 教授，1978 届美国变态反应学会主席、呼吸病及哮喘学专家 Thomas Van Metre 教授，1987 届美国变态反应学会主席 Frank K Austen 教授。在 John's Hopkins 大学再次会见了花粉免疫治疗的先驱 Philip Norman 教授，还承他带领参观了其有关花粉研究工作。还会见了世界知名的 IgE 抗体的发现者石坂夫妇，参观了他们的实验室，并与他们共进午餐。在华盛顿我们参观了美国的全军总医院 Walter Reed 医院，和他属下的世界知名的变态反应原抗原库。最后到达西海岸加州位于圣地亚哥 Lajola 市的 Scripps 研究院参观有关药物过敏的临床实验研究。这次出访，所到之处均得到了很高的礼遇和接待。访问归来前，经 Dr.Philip Norman 的推荐并经书面介绍，我加入了美国变态反应免疫学会，成为中国在该会的第一位通讯会员，8 年以后升格为通讯院士 (Corresponding Fellow)。1994 年我退休后，又被批准为资深院士 (Emeritus Fellow)。访问活动加深了中美之间有关变态反应和免疫学的学术了解，加深了两国学者间的友谊。为介绍中国变态反应学的发展情况，先后有两篇用英文书写的文章发表在美国的《Immunology and Allergy Practice》；1982，Vol.4，p123，题目为 Present Status of Clinical Allergy in China；日本的《The Sino-Japanese Journal of Allergy and Immunology》：1985，Vol.2，p97，题目是《Recent Status of Clinical Allergy in People's Republic of China》。

从 1982 年夏开始，经过长期筹备，北京协和医院变态反应科正式举办了第一届全国变态反应学培训班，从此推动了为改革开放后的中国储备变态反应学人才的工程。不幸的是中国变态反应学的奠基人张庆松教授于 1982 年 11 月因病去世，这是我国变态反应事业的一大损失。

1984 年 9 月应美国耳鼻喉变态反应学会及美国临床生态学会 (American Academy of Clinical Ecology)，亦称美国环境医学会 (American Academy of Environmental Medicine) 之邀，赴美参加在拉斯维加斯举行的 1984 届美国耳鼻喉变态反应学年会，在会上接受了该会颁发的突出贡献奖，并被接纳为荣誉会员。继又在芝加哥参加了 1984 年度美国临床生态学年会，并作了有关中国的变态反应与环境状况的学术报告，受到与会者的好评。此次出访历时近 4 个月，遍访美国德州的达拉斯、休斯敦、加尔维斯敦，伊利诺伊州的圣路易斯，科罗拉多州的丹佛，加州洛杉矶及旧金山等地，就美国环境医学及耳鼻喉变态反应学的状况作了较深入的考察，受美国环境医学创始人 Theron Randalph 教授的邀请，在芝加哥美国环境医学的发源地——环境医学中心作了较深入的考察。归国后曾在多种媒体上对国内要加强和重视环境医学的问题作了较多的呼吁，并在国内变态反应培训的课程中，增添了环境医学的内容。此次出访所到之处均受到较高的礼遇与接待并作了广泛的学术交流与讯息沟通，并为今后国内年轻科技人员的出国学习作了安排。1984 年以后随着国内改革开放的深入，变态反应学方面的对外交流日益推广，遍及亚、欧、美、大洋洲各地，对活跃国内的学术思路、开拓交流空间创造了较好的条件。

20 世纪 80 年代初，为了摸清中国广大疆域内的致敏气传花粉和致敏气传真菌的种类、分布和季节消长等情况，开始酝酿筹备开展全国性的气传花粉和真菌的调查。于 1985 年 1 月在陕西临潼召开了全国致敏花粉调查的培训和组织会议，出席会议者 80 余人，制定了调查规则与进程，统一了方法，提供了器材。后又于 1986 年在青岛举行了普查核实会议。最终于 1987 年完成了除中国台湾外全国各省、市、自治区均有设点的花粉取样调查 (当时海南岛尚未设省未能列入)，全国参加的单位共 85 个。《中国气传致敏花粉调查》一书于 1991 年由北京出版社出版，为我国的花粉过敏问题提供了一份重要的资料。

在全国花粉调查工作的基础上，我们又于 1988 年起组织开展了全国性致敏气传真菌的调查，历时 5 年初步完成了全国共有 65 个单位参加的调查工作。《中国气传致敏真菌调查》一书于 1995 年由科学出版社出版，为我国的真菌过敏问题提供了初步的参考资料。以上两项全国性调查，就我所知，即使在某些变态反应工作较为发展的国家亦尚缺如。

1986 年，在北京协和医院变态反应科的倡议下，全国性的学术组织——中华医学会微生物学和免疫学会变态反应学组成立。1989、1992、1995、1998年分别在青岛、烟台、北京、广州举办了四届全国变态反应学术研讨会，大大推进了我国变态反应学术科研的发展、全国性的变态反应培训班从1982年创办以来，每年举办1~2次，从未间断，迄今已举办了40余届，培养变态反应学专业人才近2000人。他们分布在全国各地，已成为当地变态反应工作的骨干。北京协和医院变态反应科编写的有关变态反应的书籍已逾10种。近年发表的专业论文有数百篇，并先后编辑出版了《中华微生物学和免疫学杂志》变态反应学专辑三卷，为今后正式出版发行《中华变态反应学杂志》积累了经验，创造了条件。经过长期努力和尹佳教授的多方积极联系，《中华临床免疫和变态反应杂志》终于在2007年9月经国家新闻出版总署批准正式创刊，并由中国医学科学院北京协和医院主办，成为北京协和医院主办的第一本全国性医学专业杂志，至今已出刊四卷，深受国内外同道的欢迎。

在1998年召开的第四届全国变态反应学术会议上，我们提出了组建中华医学会变态反应学分会的倡议，并正式向中华医学会申报。2000年8月，经中华医学会常务理事会讨论通过，同意组建中华医学会变态反应学分会。经过积极筹备，2001年5月在江西南昌举行的全国变态反应学会议上，宣告中华医学会变态反应学分会的正式成立。在国际方面我们已参加了亚洲太平洋地区变态反应学会，并承担了执行委员的职务。我们还参与了由世界卫生组织和美国国立卫生研究院合作制订的《哮喘病全球防治战略》一书的修订工作。1997年世界变态反应学会已正式通知我们，中国变态反应学组织已被接纳为其正式成员国。我们与国际变态反应学界的交往日益广泛而频繁。有一部分中国变态反应学的后起之秀出国深造后亦纷纷归国投入工作。变态反应学与相关学科间的协作科研正日益加深。2001年5月全国变态反应学术会议举行，2004年10月第二次全国变态反应学术会议在北京召开，2005年8月中华医学会呼吸及变态反应疾病研讨会在北京召开，2005年10月中华医学会变态反应学分会第二届会议在南京召开。2006年7月由北京协和医院变态反应科组织召开了纪念变态反应学创始100周年和中国变态反应学科创始50周年的全国学术会议。从2007年开始由北京协和医院变态反应科创始的变态反应高峰论坛，每年一届至今已举办四届[*]。2009年11月，第三届全国变态反应学会议在厦门召开。一个欣欣向荣的中国变态反应学科已出现在世界东方。

抚今追昔，中国的变态反应学发端于北京协和医院，她从无到有，从小到大，她生机勃勃的种子正播向全国，前途如锦，无可限量。50余年过去，给我最深刻的感受是，中国变态反应学科的发展是与祖国的命运紧密相依的。国势动荡、民生凋敝，变态反应学事业就举步维艰，停滞甚至倒退。试想当1938年张庆松教授赴美学习1年，师从当年的耳鼻喉变态反应专家Fnench K Hensel教授。1939年归国，当时正值日寇侵华，北京沦陷于日军统治之下。正经历着老舍先生笔下"四世同堂"中的北京生活状态，北京人民正经历着最黑暗的苦难。不久珍珠港战事爆发，北京协和医院被迫停办，广大的协和人面临失业的危机，各自为自己的生计四处奔波之时，张教授虽有开展变态反应工作的意愿，如何得以实现？只有在中华人民共和国成立之后，到了50年代初，国势日增、生活初定、人心思进之时，才有了开展中国变态反应事业的条件与物质思想基础。在北京协和医院变态反应科成立后的半个多世纪中，每逢国势动荡，学科的步伐即受限制，乃至倒退。只有在改革开放的政策得以贯彻的近30多年，我们的学科才蒸蒸日上，蓬勃发展。国运昌则学科盛，人心固则学术兴，这是我最深切的体会。另一方面我亦深感世事沧桑是人间的正道，50余年来无数变态反应学方面的先贤们相继去世，但一辈新人正茁壮

---

* 至2013年已举办七届。

涌现。学科的发展不论在理论上还是在临床上都在日新月异地阔步向前。历史告诉我们：任何个人在历史的长河中都是渺小而短暂的，但历史的发展永远不会停滞。当今正是我国变态反应学界内意气风发的一代新人发挥自己聪敏才智的最好时机，我深信中国变态反应的新生一代必然具有比前人更好的发展前程，中国的变态反应学的一片新天地正有待于后来人去开拓耕耘和创新。

原载于《中华临床免疫和变态反应杂志》

第五卷第二期，p160-164

科研撷影

叶芳泰 与
中国变态反应学

叶世泰

与中国变态反应学

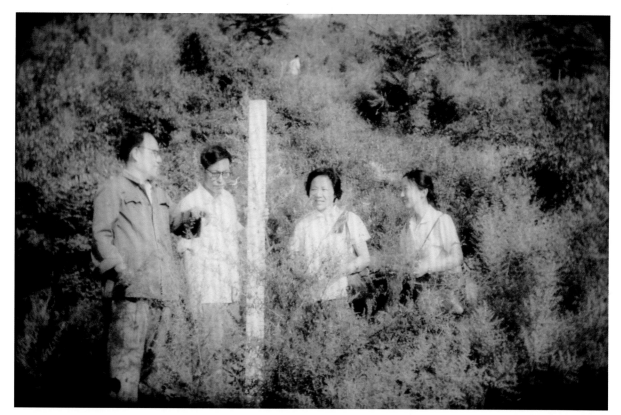

▲经过4年筹备，1956年5月北京协和医院变态反应科正式成立，接收病人后不久即发现临床上有一批病人有明显的季节性发作，表现为过敏性鼻炎、结膜炎及哮喘等症状，高度怀疑为花粉过敏，即开始从事有关致敏花粉的调查和探索，通过野外调查发现在北京郊区秋季有大量野生蒿属植物生长，并产生大量花粉，发病季节与花粉生长时间高度一致

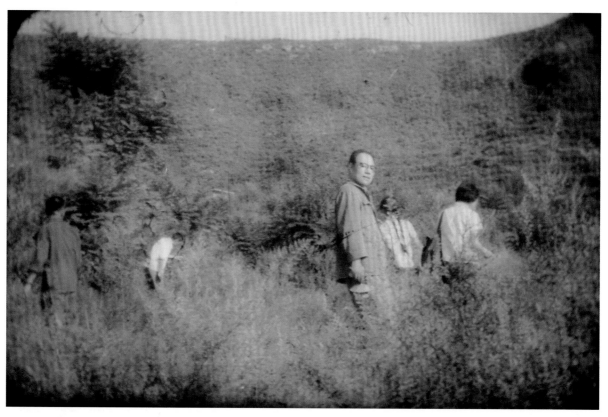

▲漫山遍野的野生蒿属植物生长状态

◀蒿属植物中的大籽蒿，又称白蒿，Artemisia Silversiana 种，生长高度可超过2米

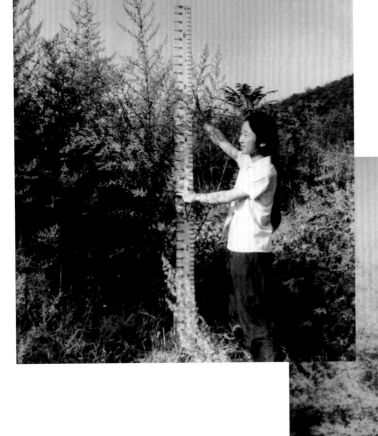

▶北京西郊门头沟地区山间大量黄花蒿及大籽蒿蔓生状况

科研撷影

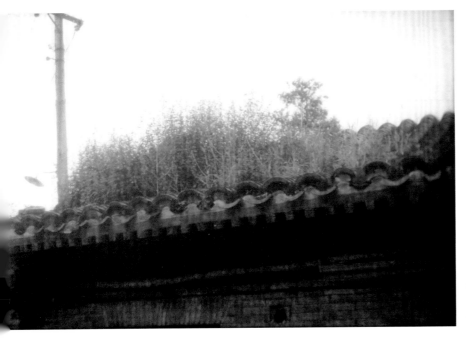

◀对典型蒿属花粉过敏病人进行家庭调查，发现病人居室屋顶上长有大量蒿属植物

9

叶芳泰

与中国变态反应学

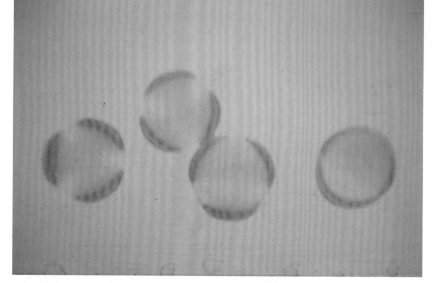

◀蒿属花粉的光学显微镜下形态

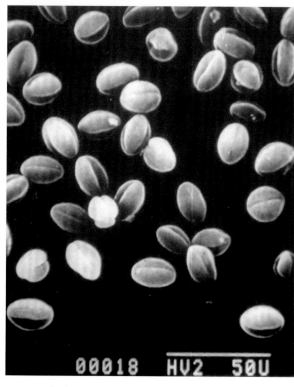

▲大籽蒿花粉扫描电子显微镜下形态

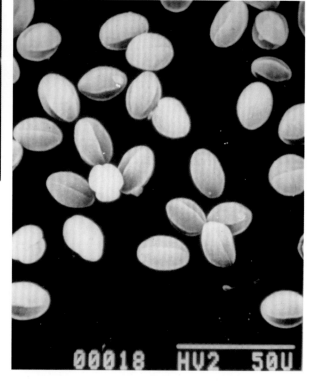

▲黄花蒿花粉扫描电子显微镜下形态

10

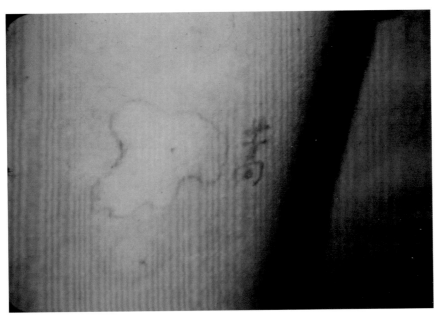

▲ 用蒿属花粉作成变应原浸出液，为病人作皮内试验，出现的强阳性反应（大面积风团并出现伪足）

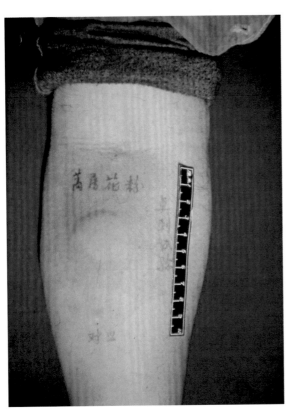

▲ 由叶世泰首创的蒿属花粉"玻管点刺试验"，显示强阳性反应及阴性对照

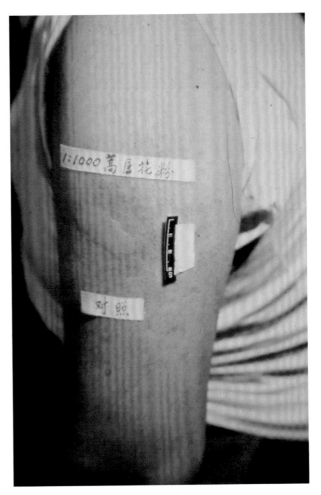

▲ 用 1：1000 蒿属花粉变应原为病人作皮内试验同时用空白变应原溶媒对照液作阴性对照，蒿属花粉变应原出现的强阳性反应

叶世泰

与中国变态反应学

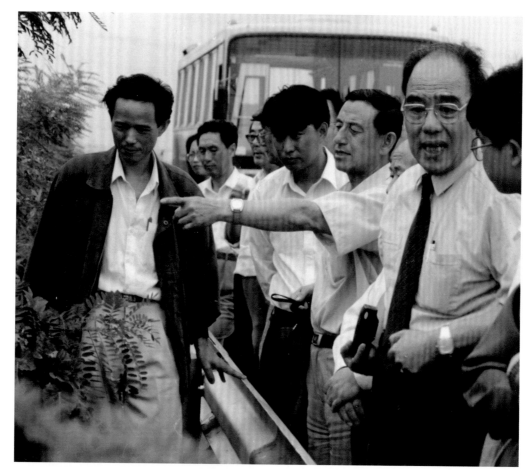

▲20世纪80年代在豚草入侵后进行的调研工作中作现场调查状况

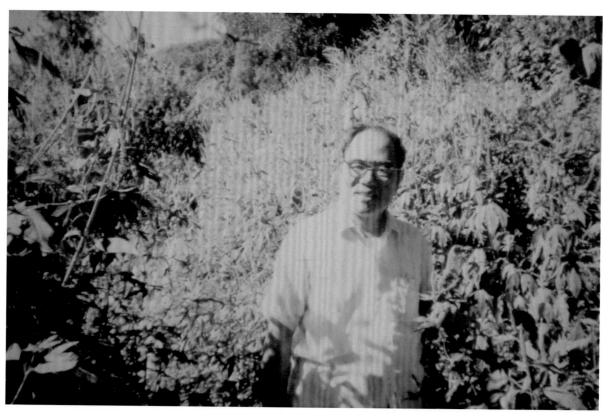

▲一种入侵的重要致敏杂草豚草 ragweed 已在中国蔓生，这是 1986 年在北京北安河地区（颐和园以北）
发现豚草蔓生的情况

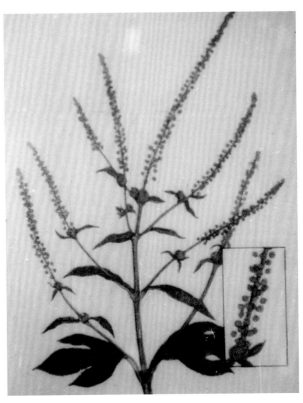

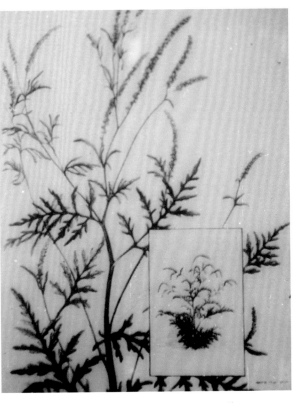

▲ 入侵致敏豚草有两种，一种为三裂叶豚草 Ambrosia trifida，又称巨豚草 Giant ragweed

▲ 入侵致敏豚草的另一种为艾叶豚草 Ambrosia artemisifolia，又称矮豚草 Short ragweed

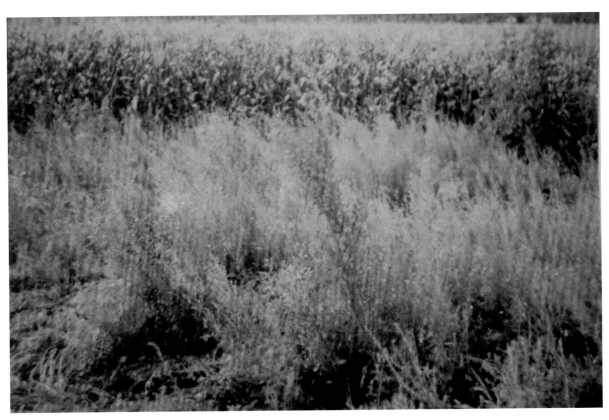

▲ 在辽宁沈阳至大连高速公路旁大量蔓生的入侵豚草生长状况

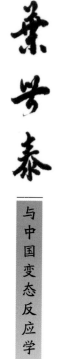

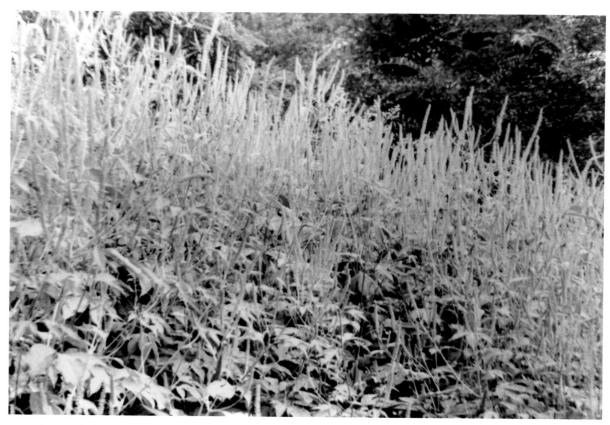

▲三裂叶豚草蔓生（1999 年于秦皇岛东山公园）

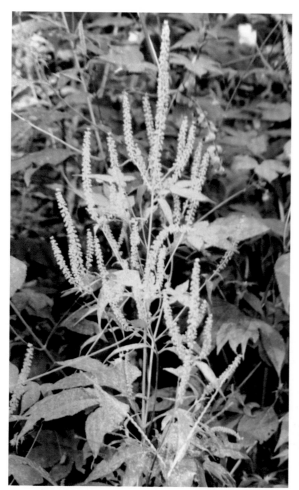

◀秦皇岛三裂叶豚草

▼豚草花粉在电子扫描显微镜下的形态

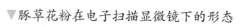

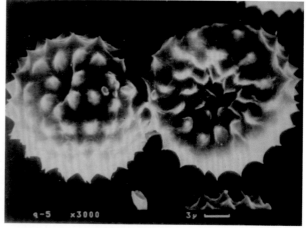

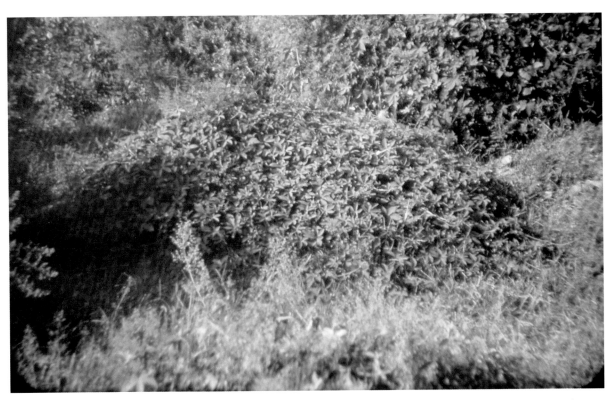

▲在20世纪60年代致敏花粉调查中，除发现除蒿属花粉外，葎草花粉亦可能为另一重要致敏花粉，图为当年所见北京郊区葎草蔓生的状况

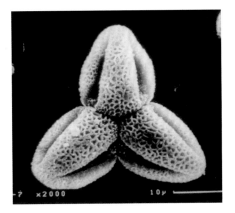

▲花粉在散入空气前，在花粉囊中有极规则的排列，此为旱柳花粉在散出花粉囊后仍保持整齐排列的难得所见的形态

▶蘑菇肺研究中，在蘑菇培养房内进行孢子收集曝片取样，收集到密密麻麻的蘑菇孢子

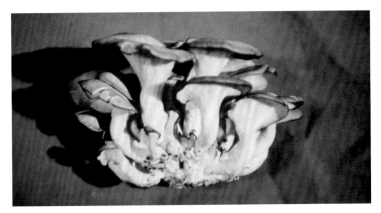

▲20世纪70年代后期，北京食品研究所在进行平菇试培育过程中工作人员出现咳嗽、咳痰、低热、乏力等症状，在蘑菇培养房内曝片收集到大量蘑菇孢子，诊断为蘑菇孢子吸入所致过敏。1981年叶世泰在《中华医学杂志》首次发表"蘑菇肺"一文，自后国内各地报道了大量类似文稿

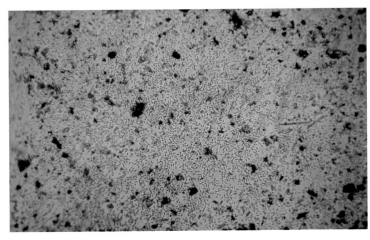

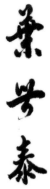

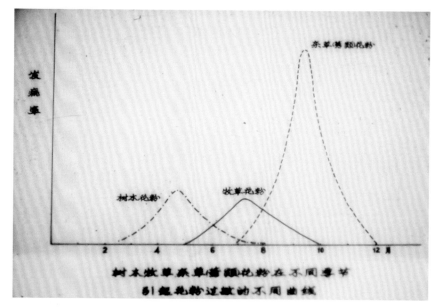

▲我国的花粉过敏大致分三类，树类花粉过敏大多在3~8月发病，牧草类花粉过敏大多在5~10月发病，杂草类花粉过敏大多在7~11月发病，病人亦最多

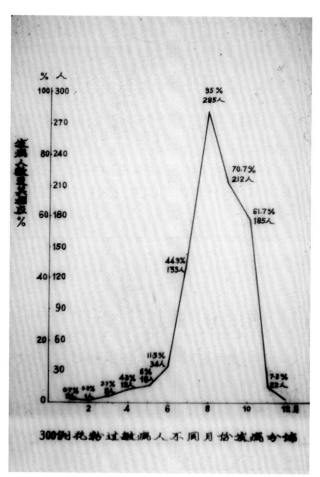

◀20世纪60年代对300例花粉过敏病人分析，最高发病季为秋季，高峰在八、九月，最多为蒿属花粉过敏

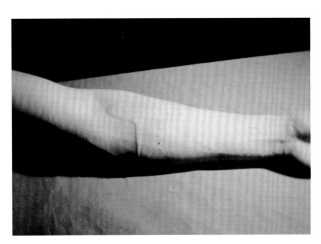

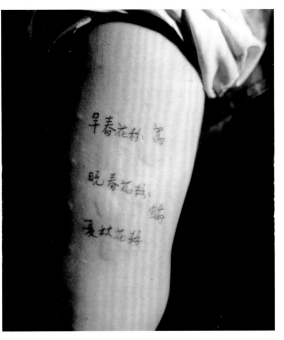

▲对于冷性荨麻疹病人，叶世泰首创了贴冰试验，用小冰块敷贴在病人前臂屈侧皮面上，数分钟后即可出现明显的丘疹反应，溶冰水流经之处亦出现丘疹

▲对多种花粉高度过敏病人的皮试反应

◀叶世泰设计的悬吊式室外花粉及真菌孢子取样器

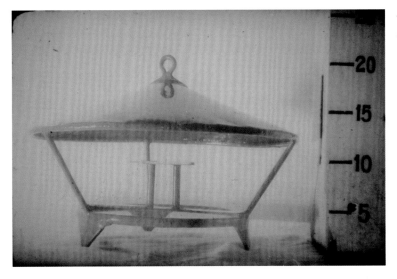

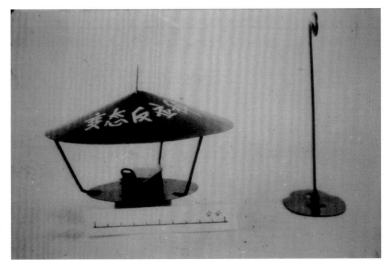

▶叶世泰设计的小型便携悬吊式室外花粉及真菌孢子取样器，适用于病人家庭或工作场所取样

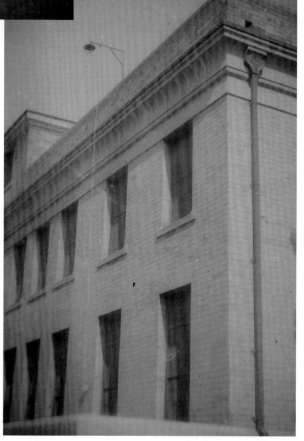

叶世泰设计的小型便携座式花粉
及真菌孢子取样器，适用于病人家
庭或工作场所调查

▶花粉及真菌孢子取样器在室外工作情况

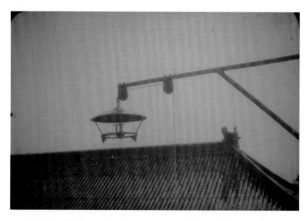

▲悬吊式花粉及真菌孢子取样器在室外工作状况

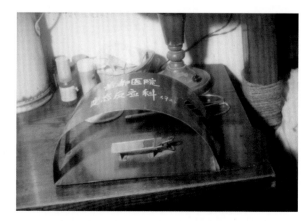

▲小型座式花粉真菌孢子取样器在病人家中室内取样状况

叶芳泰

与中国变态反应学

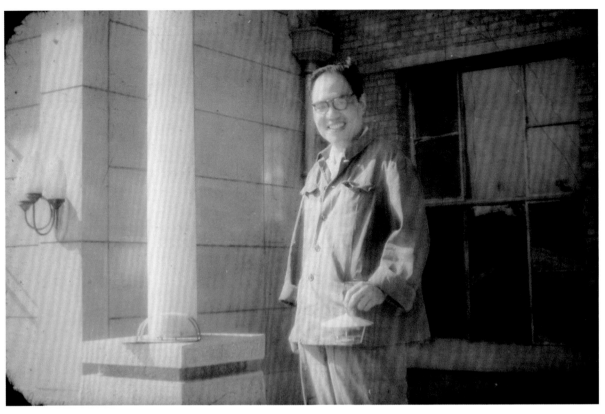

▲两种便携式花粉真菌孢子取样器在病人工作场所进行室内外取样状况

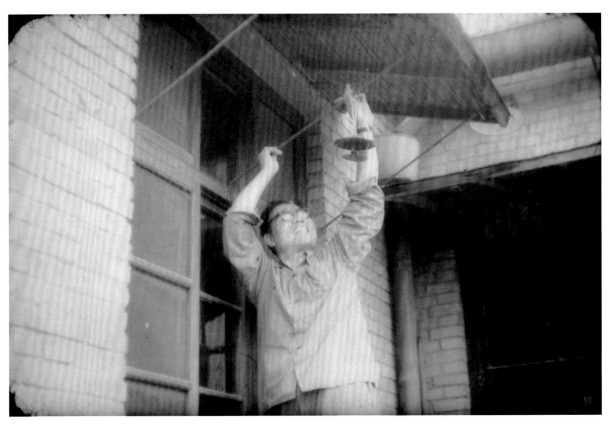

▲便携式花粉及真菌孢子取样器在病人家中安装及取样状况

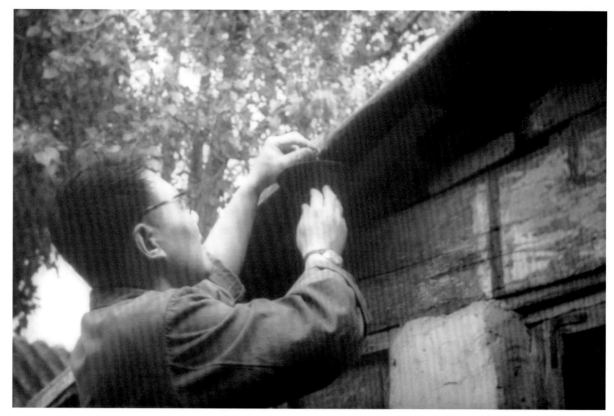

▲ 小型便携式花粉及真菌孢子取样器在病人庭院中安装及取样状况

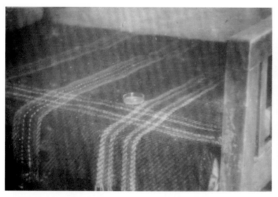

▲ 在病人家庭室内卧床上作霉菌曝皿收集样本，以辅助病因诊断

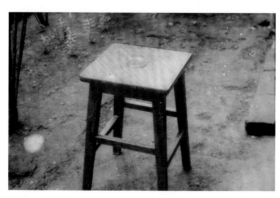

▲ 在病人家庭庭院中作霉菌曝皿收集样本以辅助诊断

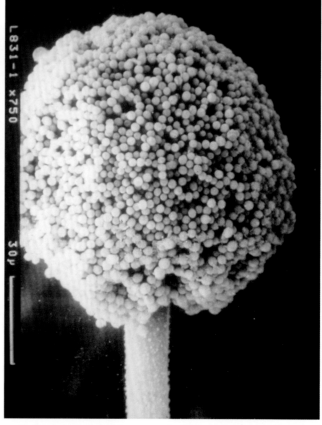

▲ 收集到的霉菌菌落做扫描电镜检查所见为曲菌形态

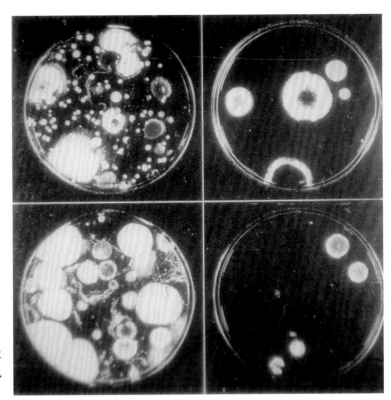

▶在病人的生活或工作环境中作霉菌曝皿调查，可发现不同菌种并见其逐日生长变化的状况

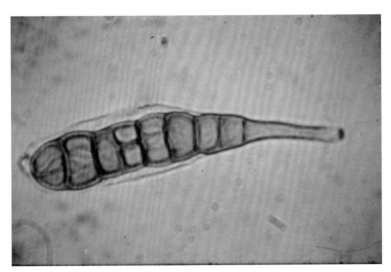

▶从病人家庭曝片中收集到的真菌孢子所见为在光学显微镜下的交链孢霉孢子的形态

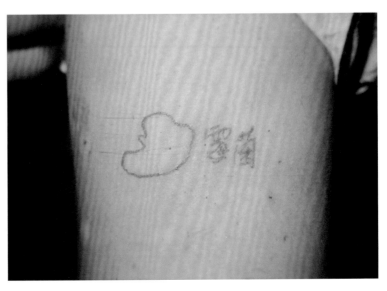

▶霉菌为真菌的一种，是人类吸入性致敏的重要病因之一，此为霉菌过敏病人霉菌变应原皮内试验呈强阳性反应

叶世泰

与中国变态反应学

▶ 北京地区有季节性出现的
飞蛾，常与病人呼吸道过敏
时间相吻合，20世纪70年代
曾收集各种飞蛾作有关病因
调查

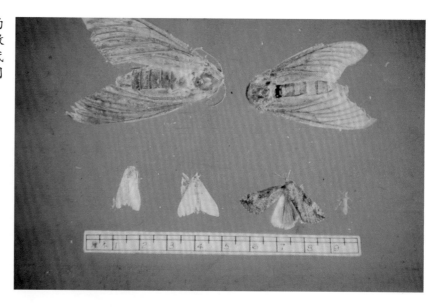

◀ 当年所收集的各种飞蛾标本

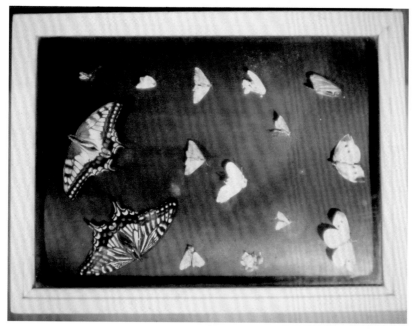

▶ 这是从北京飞蛾体表脱落的
"鳞毛"，在显微镜下有各种
不同的形态，"鳞毛"的浸出
液有一定的抗原性

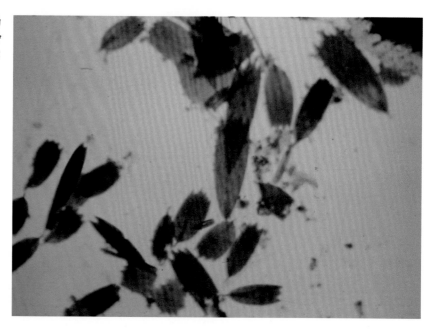

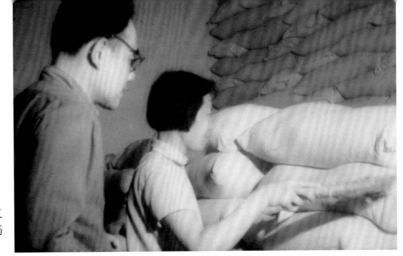

▶ 在尘螨过敏病人工作的粮店里扫取不同场所的粮尘进行尘螨检测

▶ 在尘螨过敏病人的工作粮店内从粮尘中取样检测含螨状况

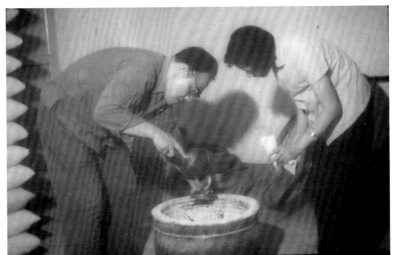

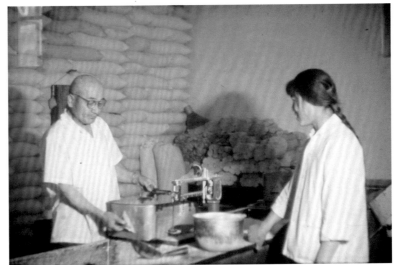

▶ 在粮店工作的哮喘病人（正在售粮的男性）粉尘螨变应原皮内试验呈强阳性反应，对其进行工作环境调查，在其粮店内收集的"地脚粉"中检出大量尘螨

▶ 在病人家中床褥及枕下扫取尘土检测尘螨

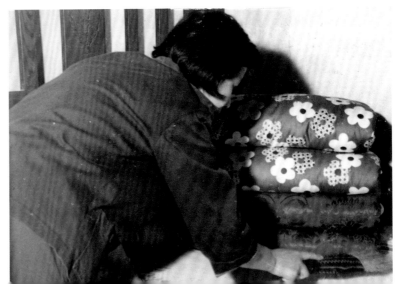

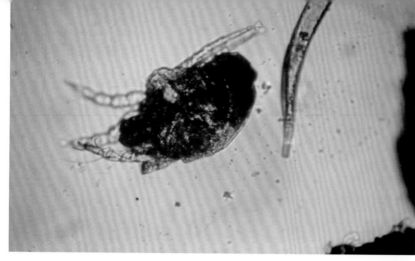

◀在病人家庭床尘中收集到的螨的幼虫，又称若虫（protonymph）

◀在病人家庭床尘中收集到的螨的成虫

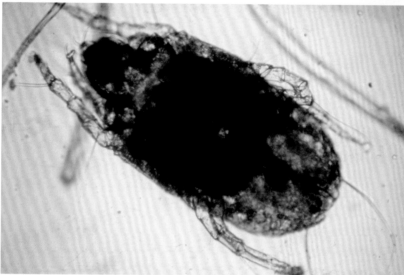

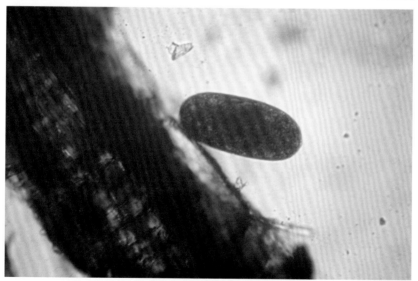

◀在病人家庭床尘中收集到的雌螨生产的卵

◀在病人家庭床尘中收集到的螨在成长过程中蜕下的半透明皮蜕

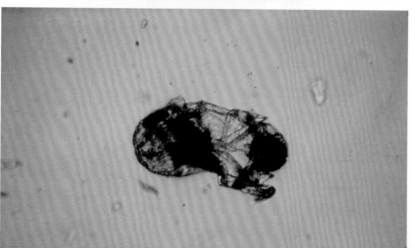

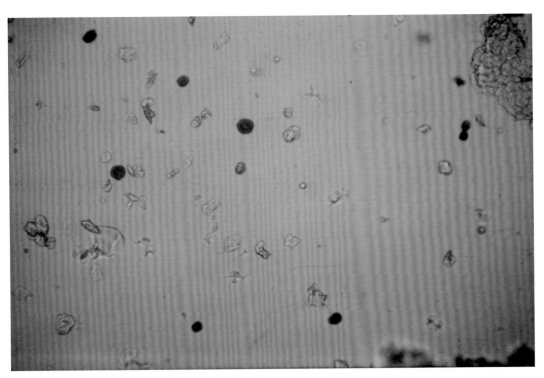

▲从病人家庭床尘中收集到大量螨的粪粒（深色小圆粒）

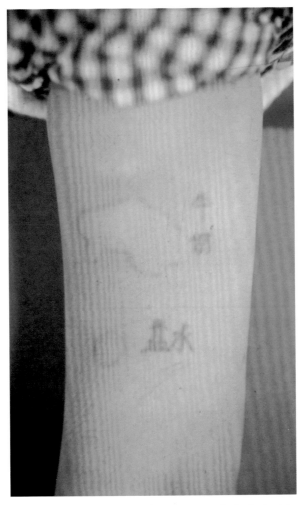

▲高度牛奶过敏病人的牛奶变应原皮内试验强阳性反应

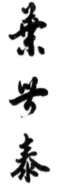

叶芳泰

与中国变态反应学

▶对难治病人进行家庭生活实际状况调查，并记录可疑致敏病因，进行分析，协助病人找出过敏因素

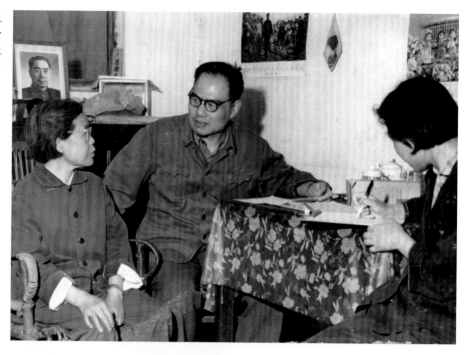

◀深入病人家庭调查分析，协助病人寻找过敏因素，取得很好的效果，亦改善了医患关系，深得病人欢迎与赞许

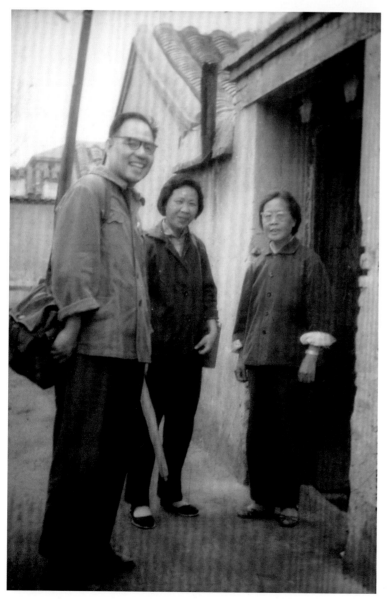

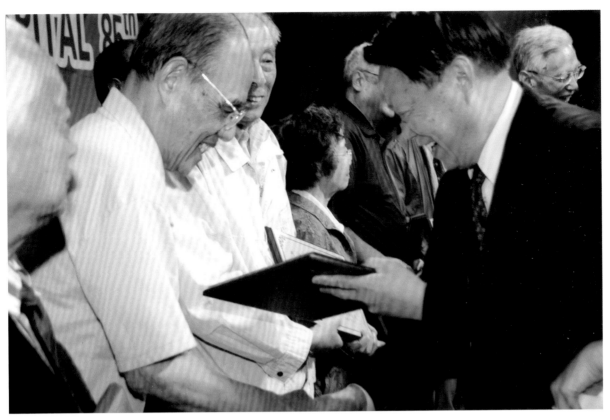

▲2006 年，北京协和医院邀请卫生部领导给叶世泰教授等职工颁发杰出贡献奖

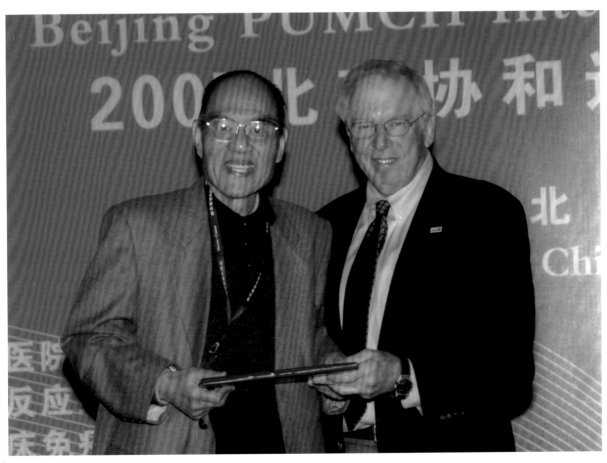

▲2007 年秋，在北京协和过敏性疾病国际高峰论坛上世界变态反应学会（World Allergy Organization，WAO）主席 Micheal Kaliner 向叶世泰颁发 WAO 优秀执业奖状

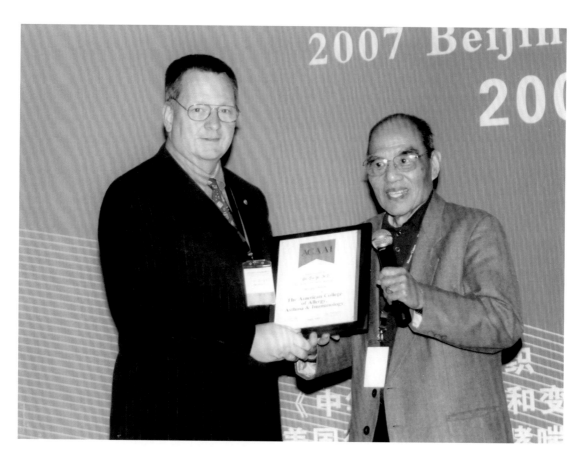

▲2007年秋，在北京协和过敏性疾病国际高峰论坛上叶世泰接受美国变态反应学会主席 Dr. Willigam Dolan 颁发的 American College of Allergy Asthma and Immunology 荣誉院士证书

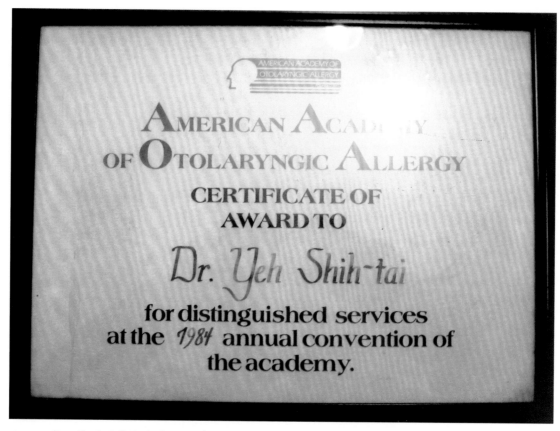

AMERICAN ACADEMY
OF OTOLARYNGIC ALLERGY

CERTIFICATE OF
AWARD TO

Dr. Yeh Shih-tai

for distinguished services
at the 1984 annual convention of
the academy.

▲1984年，美国耳鼻喉变态反应学会颁发给叶世泰的杰出贡献奖状

为表彰在促进科学技术进步工作中做出重大贡献，特颁发此证书，以资鼓励。

奖励日期：一九八五年

证 书 号：85-YL-3-005-3

获奖项目：抗变态反应新药—色羟丙钠

获奖者：叶世泰

奖励等级：三等

国家科学技术进步奖
评审委员会

▲1987年，叶世泰因研制成功色羟丙钠获国家科技进步奖

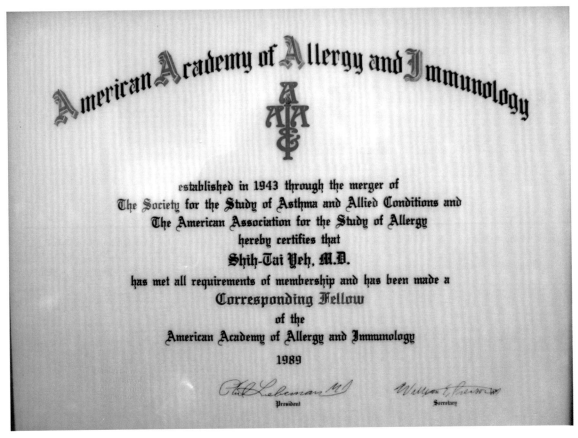

▲1989年，美国变态反应学会颁发给叶世泰的通讯院士证书

叶世泰

与中国变态反应学

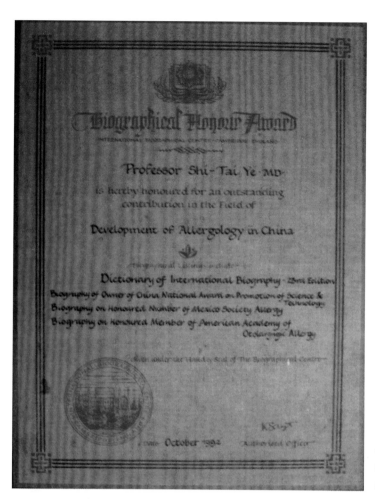

◀1992 年，英国剑桥名人院第 22 卷为表彰叶世泰在中国创建并发展变态反应学颁发的奖状

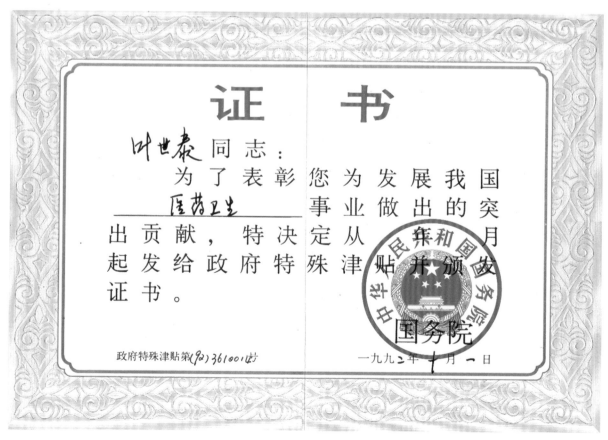

▲1992 年，叶世泰获得政府特殊津贴证书

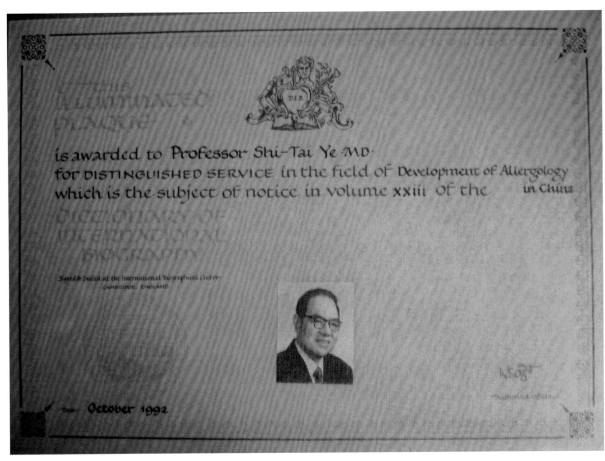

▲1992 年，英国剑桥名人院第 23 卷名人录为表彰叶世泰在中国创建并发展变态反应学颁发的奖状

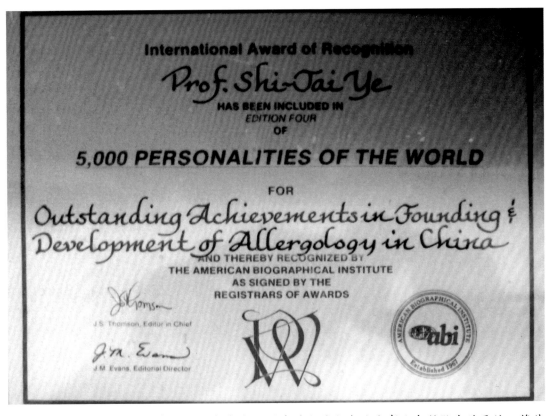

▲1993 年，美国名人院为表彰叶世泰在中国创建并发展变态反应事业中所做出的贡献，将其刊入第四卷"世界五千名人录"，并授予奖状

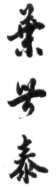

葉世泰

与中国变态反应学

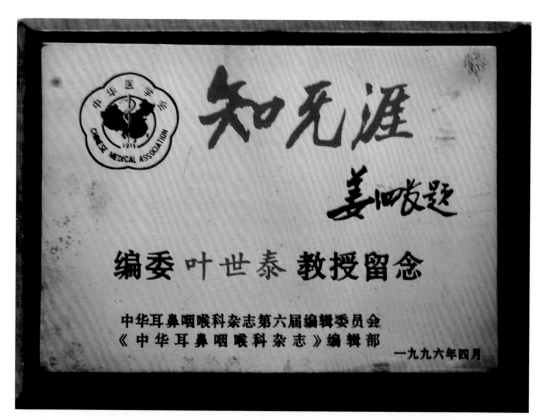

▲1996年，中华医学会《中华耳鼻咽喉科杂志》编委会颁发给叶世泰的纪念状

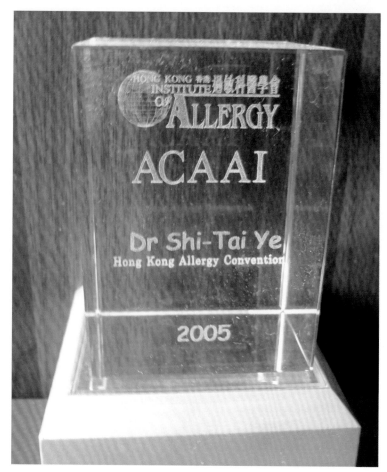

▲2005年，在香港变态反应会议上香港过敏科医学会颁发给叶世泰的纪念章

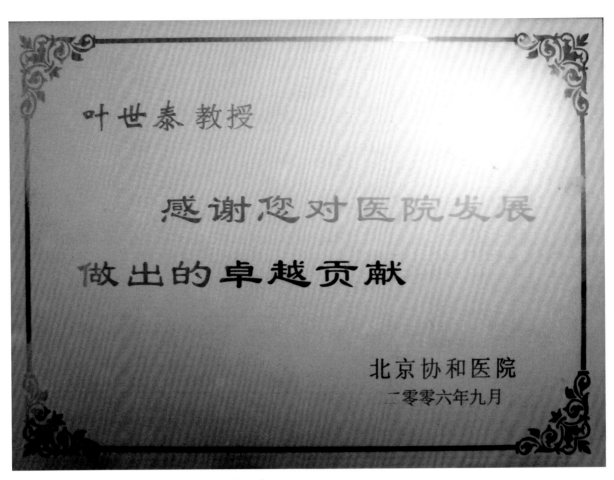

▲2006 年，北京协和医院颁发给叶世泰的卓越贡献奖状

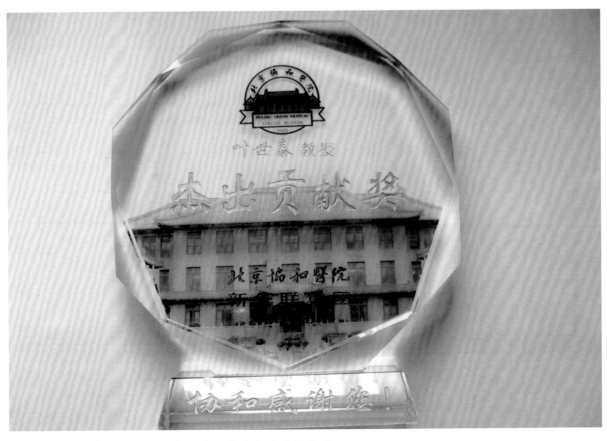

▲2006 年，北京协和医院颁发给叶世泰的杰出贡献奖碑

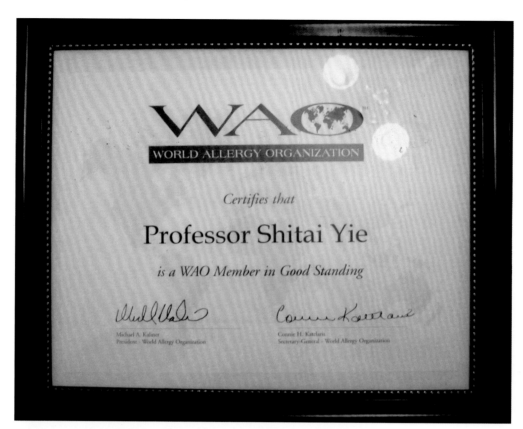

▲2007年，世界变态反应学会颁发给叶世泰的优秀业绩奖

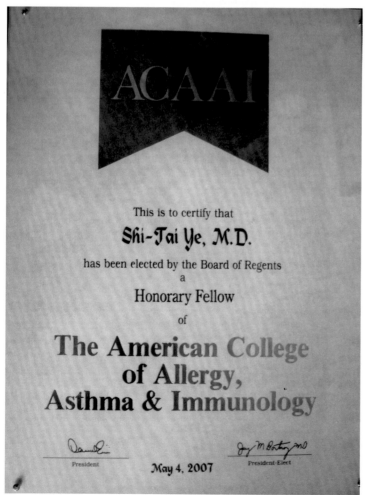

◀2007年，美国变态反应学会颁发给
叶世泰的荣誉院士奖状

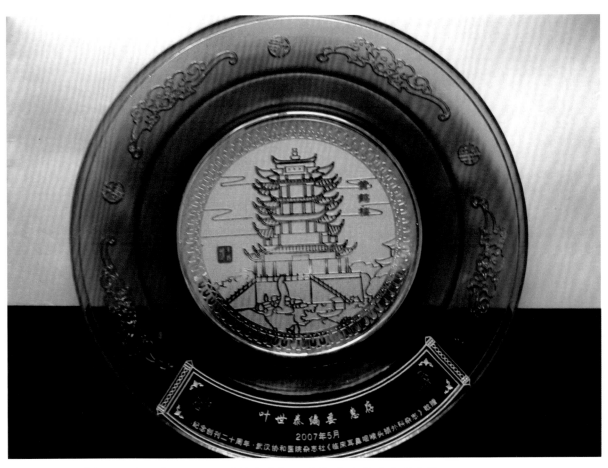

▲2007年，《中国临床耳鼻喉和头颈外科杂志》颁发给叶世泰的感谢奖牌

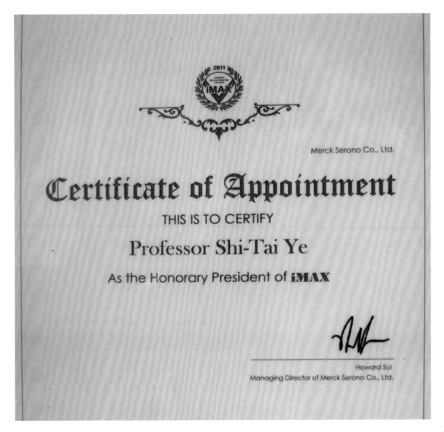

Merck Serono Co., Ltd.

Certificate of Appointment

THIS IS TO CERTIFY

Professor Shi-Tai Ye

As the Honorary President of iMAX

Howard Sui
Managing Director of Merck Serono Co., Ltd.

▲2011年，由默克至善变态反应学院（institute for maximal allergology excellence，IMAX）颁发的荣誉主席委任状

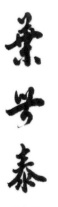

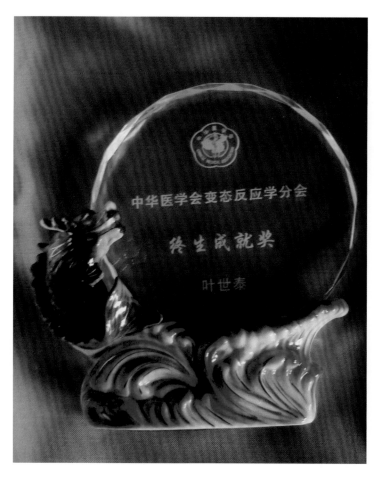

▶2012 年 10 月，在西安举行的中华医学会变态反应学术年会上颁发给叶世泰的终生成就奖

在西安举行的中华医学会变态反应学术年会颁奖仪式上的获奖感言

今天我在这中国历史上的长安古城，接受这份褒奖，很受激动。首先，我要表达我的感谢之情，感谢中华医学会变态反应学分会和在座的所有同道对我过去工作的首肯和支持；亦要感谢数十年来与我共同奋斗的我的团队，感谢他们长期以来与我的合作及给予我帮助；同时，亦要感谢数十年来接受过我诊治的病人，我对变态反应的知识，很多是从他们那里得来的，特别是对有关中国特色变态反应的认识主要是从他们身上获得的。其次，我要表达我的感恩之情，我要感恩我们当前这个民族复兴的辉煌时代，我生于军阀混乱、积贫积弱的旧中国，还经历过山河破碎的日寇入侵、民不聊生的痛苦生活。我深知在那样的时代，是不可能发展起中国的变态反应学事业的，只有改革开放以来的这段灿烂岁月，中国的变态反应学才能得到了充分的发展。最后我还要表达我的一点感慨之情。我今年已虚度八十六岁了，深感人生之短暂与渺小，我现在的精力对学科的发展事业，已经力不从心了，现在还能抱着老弱之躯，来参加这个盛会，无非只是希望听到和看到在座诸位在变态反应工作上的新进展和新成绩。人生苦短，所以我殷切地盼望全体同道，趁着你们正年富力强，精力充沛的大好年华，在这中华复兴的大好时代里发挥你们的聪明才智，努力工作做出贡献来，奉献于中国的变态反应事业。

感谢、感恩、感慨，这是我此时此刻的心情，再次谢谢大家。

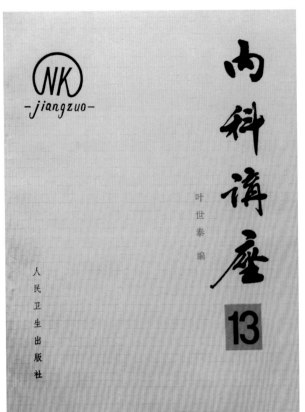

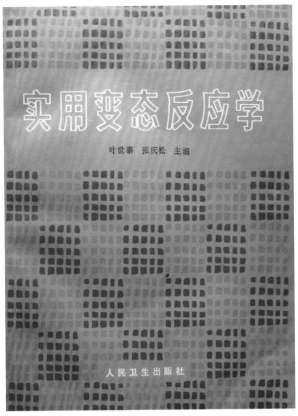

▲1982 年，由叶世泰编著的《内科讲座（13）》一书由人民卫生出版社出版，这是中国国内出版的第一本有关变态反应学的专著

▲1987 年，由叶世泰、张庆松主编的《实用变态反应学》一书由人民卫生出版社出版

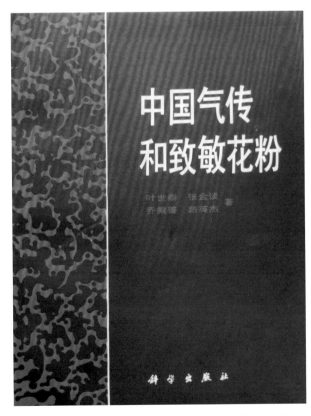

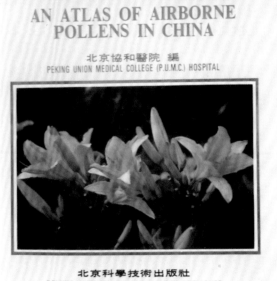

▲1988 年，由叶世泰、张金谈、乔秉善、路英杰著的《中国气传和致敏花粉》一书由科学出版社出版

▲1989 年，由北京协和医院变态反应科叶世泰、乔秉善、路英杰、张志超合作编写，有中英文对照的《中国气传花粉图谱》一书由北京科学技术出版社出版

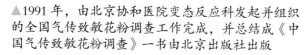

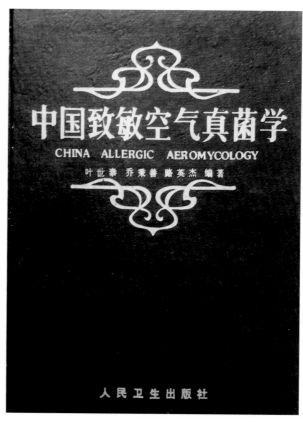

▲1991年，由北京协和医院变态反应科发起并组织的全国气传致敏花粉调查工作完成，并总结成《中国气传致敏花粉调查》一书由北京出版社出版

▲1992年，由叶世泰、乔秉善、路英杰编著的《中国致敏空气真菌学》由人民卫生出版社出版

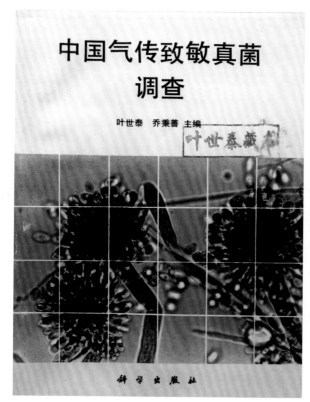

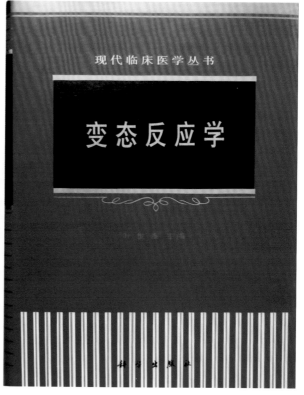

▲1995年，由北京协和医院变态反应科发起并组织的全国性气传致敏真菌调查工作完成，由叶世泰、乔秉善负责总结，主编成《中国气传致敏真菌调查》一书由科学出版社出版

▲1998年，由叶世泰主编的《变态反应学》一书由科学出版社出版

2004 年 10 月在中华医学会第二届变态反应学术会议开幕式上的讲话

叶世泰

金秋十月，我们又聚首在祖国的首都，共商中国变态反应学的前程，检阅我们近年来的学术成果，切磋观摩、增进友谊。看到我们专业的队伍日益壮大，社会对变态反应学的认知和需求日益扩大和深入，兄弟学科对变态反应学的日益支持、融合、协作与认同，我心里有无限的欢欣，祝愿我国的变态反应学在全体同道的努力之下，早日创建出一个有中国特色的变态反应学，以不辜负我们所处的伟大时代。

什么是有中国特色的变态反应学呢？经过半个多世纪来的实践，我粗浅的看法有以下几点：

一、中国的变态反应学，应该是以临床为特色，以病人为主要服务对象或者用当前的理念看，是"以人为本"，做好变态反应的临床工作，为变态反应病人治好病是每个中国变态反应工作者的第一要务，因为在中国，变态反应的临床资源是其他很多国家所无可比拟的，不但有极大的病人量，并有极丰富的病种，只要我们甘愿付出辛劳，精耕细作，在这片肥沃的土地上定能结出丰硕的果实。

二、中国的变态反应学，应该融入更多中国传统医药的精华。两千年前中国的医药先祖们已经知道用麻黄来治疗哮喘，并取得了很好的效果。祖国传统医学中有很多治疗变态反应病的宝贵经验，我们必须继承好这份宝贵遗产，用近代科学的方法加以甄别研究，有所发现，有所创新，造福人类。

三、中国的变态反应学的科研工作，应该密切结合中国当时当地的实际。根据中国的地理、物产、气候乃至生活习俗……这样的科研成果，才有助于国内的临床工作，亦可丰富世界对变态反应的认识。

四、中国的变态反应学工作者，他们的活动舞台除了在门诊，病房和实验室之外，还要深入到，病人的家庭，工作场所，深入到社会的新热点，时代的新动态中去，通过现场调查，往往可以取得意外的发现，帮助病人发现病因，重新合理规划他们的生活，以取得更好的防治效果。

以上几点仅是我个人对中国特色变态反应粗浅的认识，希望通过大家的实践，更大地丰富中国特色变态反应的内涵，并使之发扬光大，日臻完善。

我们提倡重视临床的观点，并不意味着忽视理论研究的做法，我深为庆幸的是近年来国内在变态反应理论研究方面已经积聚了一股相当雄厚的力量，他们在这方面已做出了很好的成绩，我愿看到中国的变态反应临床界与基础理论研究者更充分的合作与配合，相互促进，推动中国变态反应的快速发展。

　　诚然，我们这些年来已经取得了很大进步，但是在国际上我们还未能列于变态反应学的前茅，目前我们正努力培养我们变态反应的年轻一代，他们朝气蓬勃，意气风发，我深信若干年后，我国的变态反应学必定能随着中华民族的振兴步伐，屹立于世界变态反应学界的前位。

　　变态反应学是一门很有魅力的学问，希望在座的每一位同道都能体会到这一点，在自己的岗位上热爱专业，创新专业，享受专业，奉献于专业。

　　在我们欢聚一堂的今天，使我想起了一个人，他三年前还与我们一起相叙在南昌，参加中华医学会变态反应学分会成立后的第一届全国学术会议。他就是我们的学会副主任委员赖乃揆教授，他终因积劳成疾于 2003 年 6 月 14 日与我们永别了。赖乃揆教授热爱变态反应事业，为人诚恳，工作努力，热心于变态反应的学术建设，特别是对于变态反应在我国南方的推广与建设起了很大的作用，他是一位对我国变态反应事业有贡献的人，值得我们永远纪念他。

▲倡导要建设有中国特色的变态反应学，并介绍了实施的方式和意见

在首届东西方过敏性疾病及东方传统医学科学论坛开幕式的讲话
An Opening Remarks on the First East—West Scientific Symposia on Allergy&Traditional Medicine

叶世泰

Good morning professor Xiu Min Li,

Dear honorable guests from abroad,

Dear friends and colleagues,

On behalf of the Chinese Society of Allergists and the Chinese Association of allergology, I would extend my cordial welcome and best wishes to this wonderful gathering here in Luoyang.

So many well known experts in the field of allergy from different corners of the world flocked here to discuss the application of Chinese herbal medicine as well as many other new issues happened in. allergy. I do believe an new era has been started. That is an era of mutual academic inter—mixing and inter—overlapping of eastern and western medicine in allergology.

Chinese traditional medicine was considered to be a great treasure in Chinese culture. It favours the prosperity and health of the Chinese people. As you may aware it makes the China population growth reaches a height up to 1. 3 billion.

Herbal medicine application in China can be traced back as long as a 5000 years history. Chinese herb Ma Huang (麻黄) or you may call it Ephedra cinica in Latin. It was well known to us as an antiasthmatics at least for 2000 years. In 1930th last century, Prof. CHEN Ke-hui (陈克恢) a Chinese pharmacologist in Peking Union Medical College (PUMC) who extracted ephedrine from Chinese herb Ephedra successfully and obtained an excellent effects in treating asthma and allergic rhinitis. I sincerely hope through our colaberation we would dig out a huge gold treasure step by step since this meeting.

I hope a complete Success of the coming congress in advance just as the full blossom of peony in Luoyang and also wish everyone present in this meeting would have a nice stay in Luoyang and a bumper harvest back home.

Thank you!

原载于《中华临床免疫和变态反应杂志》Vol 4　No 3　p234

▲宣告中西医联合治疗变态反应时代的开启

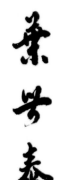

叶芳泰 与中国变态反应学

"伴'敏'如伴虎"能不慎乎

叶世泰

对于一个以变态反应性疾病患者为自己终生服务对象的临床工作者来说，每天和大量的变态反应性疾病患者相伴相随，我们必须对这样的患者有一个清醒的了解。一般说来，变态反应性疾病的发生，往往来势凶猛，又往往出其不意，虽然对于大多数患者，经过适当的处理，病情均可以得到良好的控制和康复；但是亦有少数患者，病情急剧而凶险，如果处理失当，可以导致患者发生休克、死亡等极其严重的结果。此类情况，一旦发生，就很难得到患者或其亲人的谅解。当然对当事医生来说，亦将成为本人事业的严重挫折。因此我时常告诫周围的年轻同道，在你身边的未发病的变态反应性疾病患者，都可能成为安装在你身旁的、未引爆的定时炸弹。

我从事中国变态反应事业已逾半个世纪。在工作中的所历、所见、所闻生动地告诉我，"伴'敏'如伴虎"之说，绝非危言耸听。有吃了1/4个五仁月饼而险些窒息致死的，有在公厕中受蚊虫蜇咬而致休克人事不知的，有在访友时闻到家庭装修气味而哮喘突发以至窒息昏迷者；至于药物注射、放射造影、蜂类蜇咬而引起的严重过敏反应更是林林总总，不一而足。所幸者，在我这漫长的从医生涯中，至今尚未发生过1例致命的病例，回想起来，主要还是在于思想上随时谨存着警惕之心，并且在工作中随时准备着一切必要的急救药物、器材和及时正确的紧急处理。同时亦随时提醒周围的医护人员，在工作中绝不可掉以轻心。另外则在于与患者之间要经常保持良好的关系，细心倾听患者的叙述。鼓励和启发患者发现发病规律，不放过任何可疑的蛛丝马迹，必要时还要深入到患者的生活和工作环境之中，帮助患者摸清致病的原因，以防止过敏的突然发生。

"伴'君'如伴虎"本是流传在民间的一句谚语，"君"之可畏在于他手操着对他人的生杀大权，稍不顺意，可以使所伴者遭灭顶之灾；而"敏"之可畏，则在于其千变万化，人各不同，并随着时代环境之变化而日新月异。一切奋斗于变态反应性疾病工作战线上的同道们，必须时时对这个"敏"字恒抱敬畏之心，不可稍有懈怠与疏忽，庶可保工作之可持续顺利与发展。

▲对变态反应临床工作者之忠告
"伴'敏'如伴虎"能不慎乎
原载于《中华临床免疫和变态反应杂志》Vol 4　No 3　p167

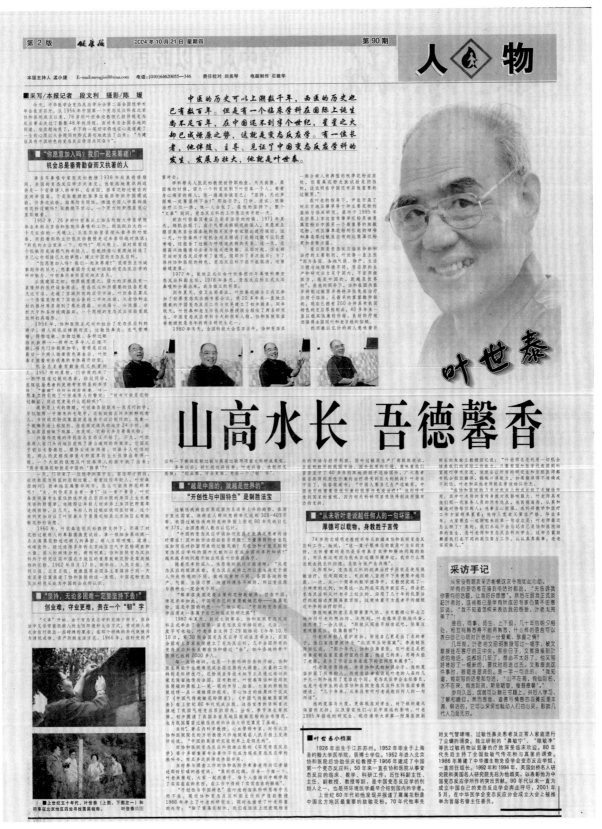

▲2004 年 10 月 21 日，健康报在其"人物"专栏中，以整版篇幅刊出"山高水长，吾德馨香"一文介绍叶世泰的事迹

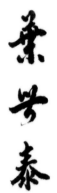

叶世泰

与中国变态反应学

—— 仅以此片纪念世界变态反应学科百年 中国变态反应学科五十年 ——

央视科普教育
CCTV-1
全国百佳栏目

口述历史 分享光荣

● 他是中国最早发现花粉过敏奥秘的专家之一
● 他是中国最早进行螨虫过敏调查的专家之一
● 叶世泰中国过敏性疾病的领军人
● 向您介绍预防过敏的权威知识

大家

MASTER

变态反应专家

叶世泰

DVD
VIDEO
一片装

北京科影音像出版社

▲2006年9月，中央电视台大家栏目播出有关叶世泰的大家节目，并公开发行了录像资料

44

团队之光

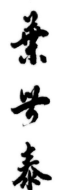

叶世泰——与中国变态反应学

　　北京协和医院变态反应科从 1952 年开始筹建，迄今已 60 载，靠的是一个团队的力量，群策群力，绝非一人之功。它从起步时的 2～3 个人逐渐发展成当前拥有 20～30 人的独立临床科室，参加过这项工作的新老同仁，屈指数来将近百人，有些老同志我们合作共事将近半个世纪，他们兢兢业业，勤于职守，善于钻研，他们都对科室的成长做出了很大贡献。

　　追思既往，对我感慨极深的一条是要使学术事业顺利发展，团队的团结协作、包容互谅、各展所长是首要的条件，值得今后所有从事变态反应工作者切实遵行。

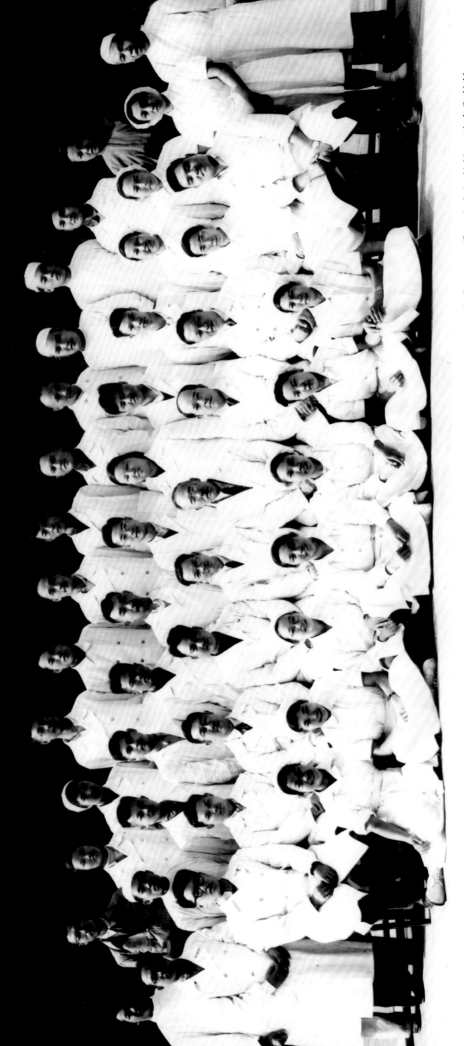

中国协和医学院耳鼻咽喉科学系全体摄影 1956年10月13日

▲1956年10月，中国协和医院耳鼻咽喉科学系全体摄影。中排坐者左起：屠规益教授、哈瑞文教授、王直中教授、薛善一协理员、张庆松教授、刘瑞华教授、徐荫祥教授、邹路得教授、卓又新护士长、叶世泰教授

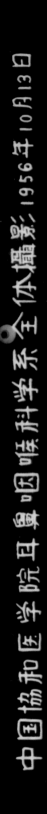

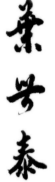

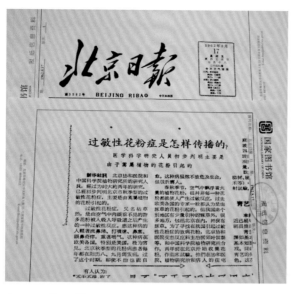

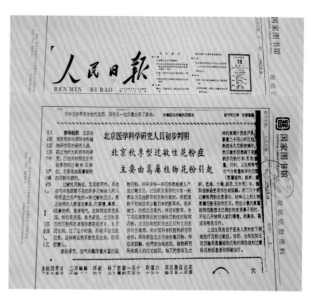

▲1962 年 8 月 17 日、18 日，人民日报、北京日报发表的关于北京协和医院变态反应科发现蒿属花粉引起过敏的报道

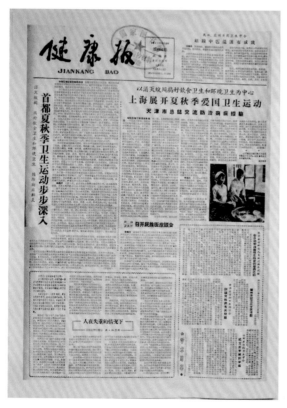

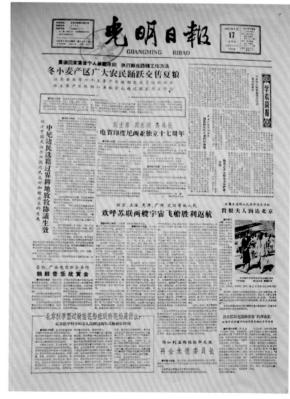

▲1962 年 8 月 17 日，健康报、光明日报刊载北京协和医院变态反应科发现蒿属花粉引起过敏的报道

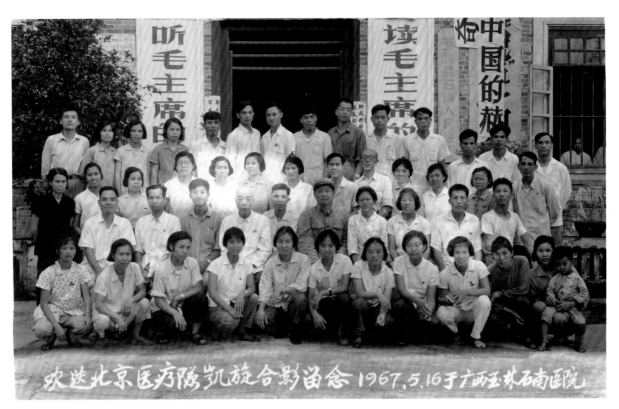

▲1967 年 5 月，叶世泰参加赴广西玉林医疗队救治当地流行性脑脊髓膜炎流行。工作结束时与当地干部和医务人员合影

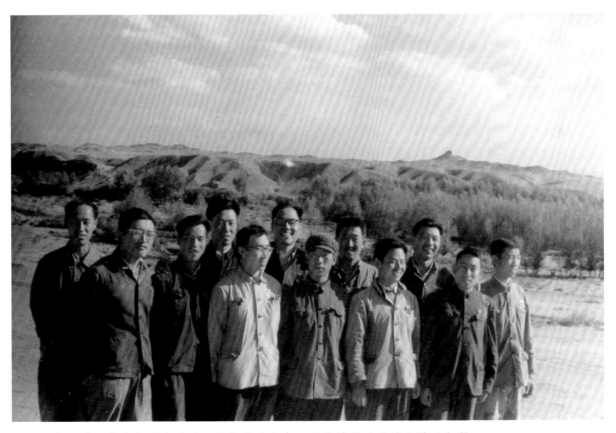

▲1972 年，叶世泰参加西北医疗队与部分队友在玉门关前面对茫茫戈壁时合影

叶芳泰

与中国变态反应学

抗变态反应新药色羟丙钠科技成果鉴定会全体代表 ‘84.5.26 于锦州

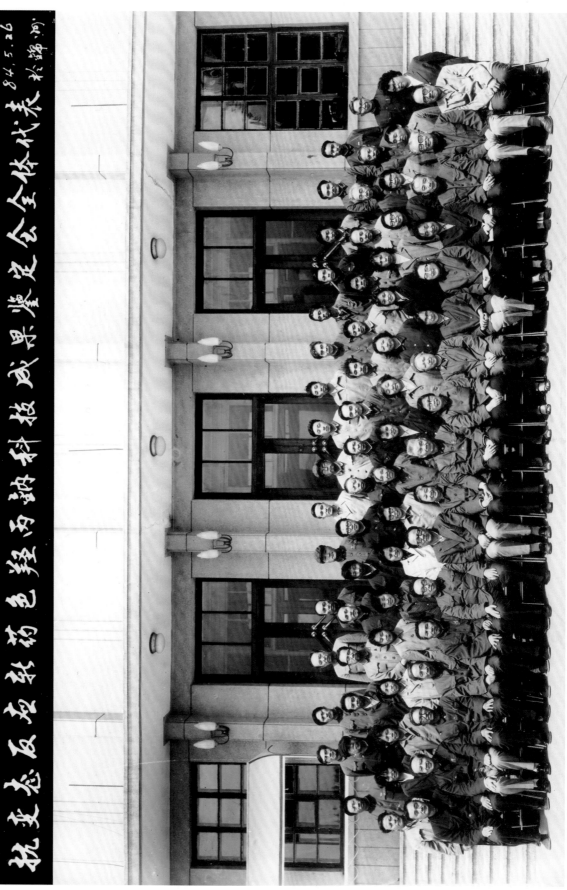

▲1984年，抗变态反应新药色羟丙钠科技成果鉴定会于锦州召开时合影，经评审色羟丙钠获国家科技进步奖

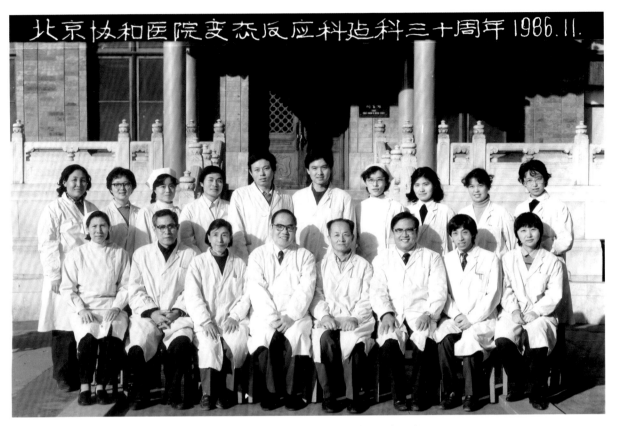

▲1986 年 11 月，纪念北京协和医院变态反应科建科三十周年全科合影

全国各省（区）、市花粉调查点分布图

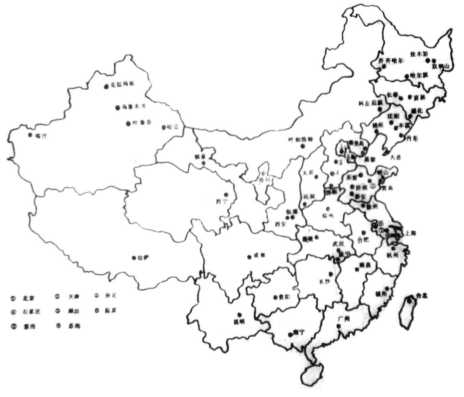

▲20 世纪 80 年代，由北京协和医院变态反应科倡议并主持全国性花粉调查，有 30 个省市自治区，79 个调查点参与了调查

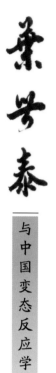

叶昭泰

——与中国变态反应学

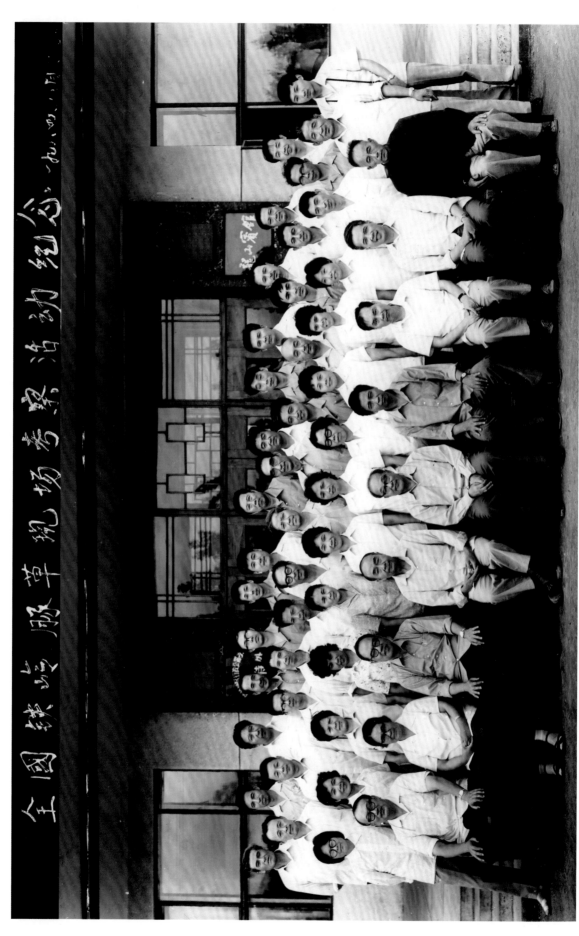

全国鼻炎与鼻腔手术现场参观活动纪念 一九八四·八·廿四

▲1984年，全国铁岭市龙首山豚草入侵现场调查会议

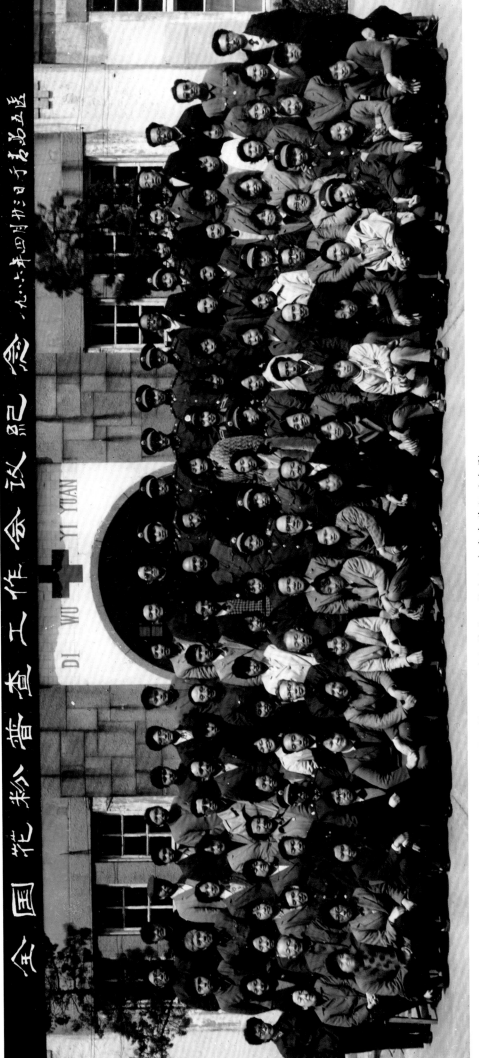

▲1986年，北京协和医院变态反应科发起并主持的全国花粉普查工作会议在青岛举行时合影

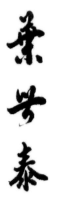

叶世泰

与中国变态反应学

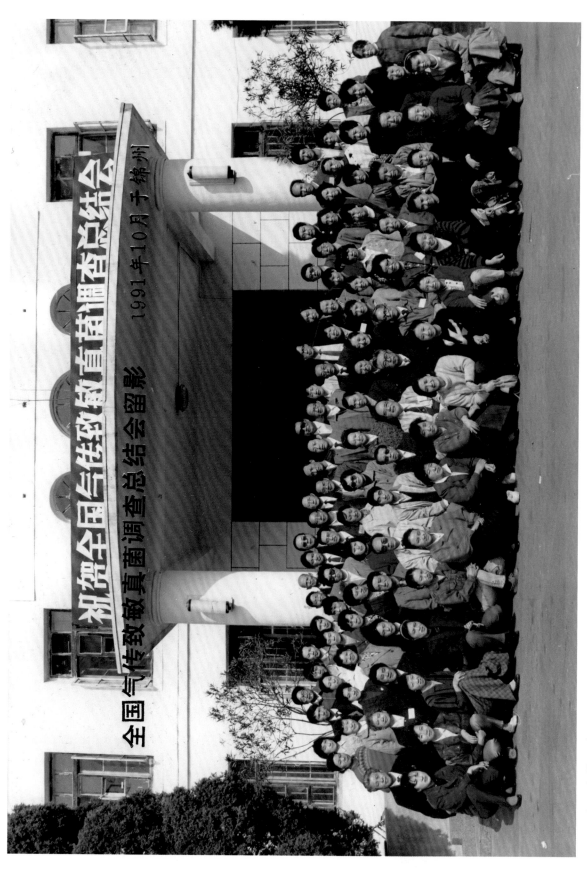

▲1991年，在锦州举行的全国气传致敏真菌调查总结会合影

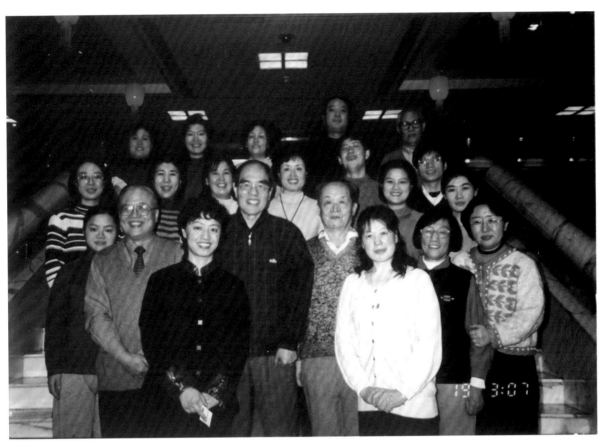

▲2004 年，迎新晚宴后北京协和医院变态反应科全科合影

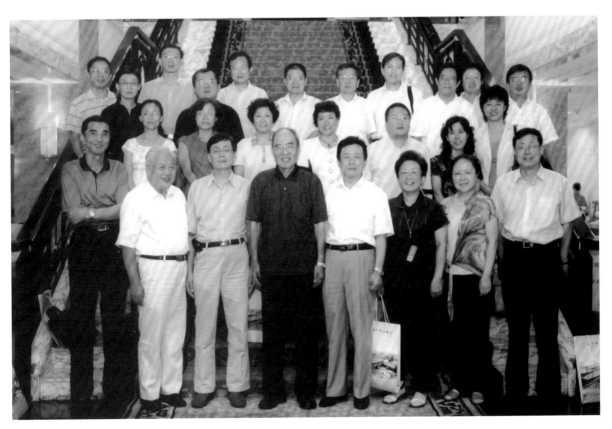

▲2007 年，《中华临床免疫和变态反应杂志》创刊纪念会合影

叶芳泰

与中国变态反应学

传承百年 共启新篇

免疫治疗百年庆典暨 iMAX 成立仪式

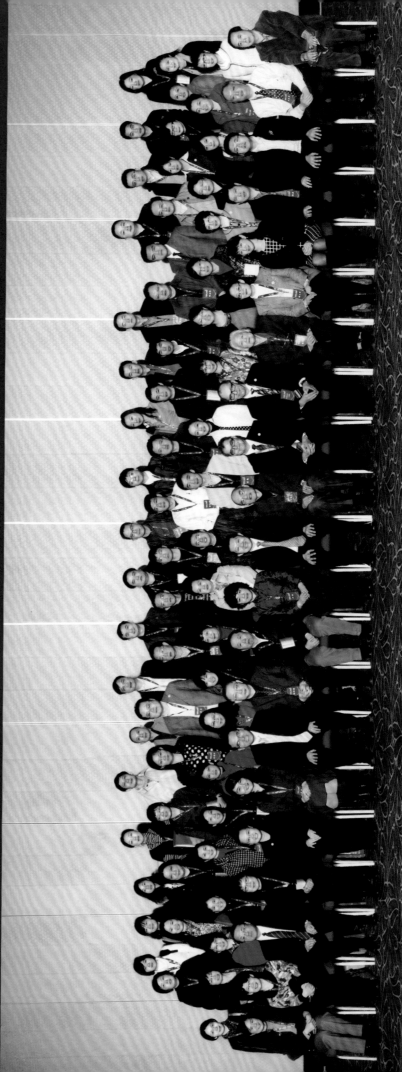

▲2011 年 3 月，免疫治疗百年庆典暨默克雪兰诺臻善免疫治疗学院 iMAX 成立仪式合影

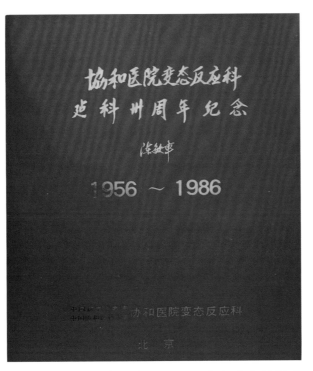

▲1986年，为纪念北京协和医院变态反应科创建三十周年所编印的纪念册，由陈敏章部长题写刊名

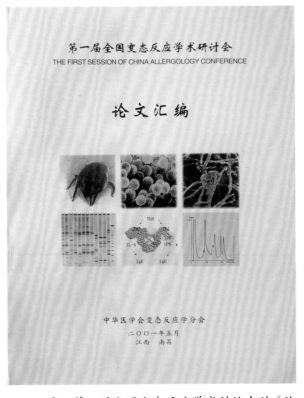
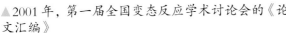

▲2001年，第一届全国变态反应学术讨论会的《论文汇编》

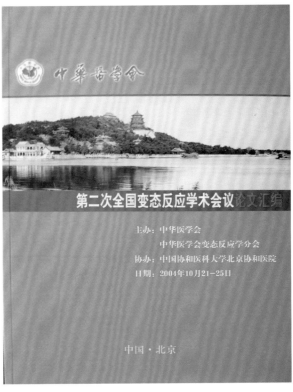

▲2004年，第二次全国变态反应学术会议的《论文汇编》

▲ 数十年来，叶世泰一贯重视变态反应有关资料的保存和收集，退休之后将其所存全部有关资料赠与北京协和医院，于 2000 年成立了"变态反应资料室"

　　我从事中国的变态反应学事业近半个世纪，有幸亲历了新中国变态反应学发生发展的全过程。历来重视变态反应图书资料之收集，虽在个人经济极为拮据的情况下，亦必竭尽所能，设法罗致。改革开放以来，国际交往增多，有些资料为国外同道所馈赠或交换，弥足珍贵。今将全部资料奉献给医院，以供全院乃至全国变态反应同道学习参考之借鉴，以酬我对后来者的一份拳拳爱心。

叶世泰
2000年10月

▲ 资料室收存了叶世泰数十年所存的专业书籍、国内外历来收集的会议资料、十余年专业期刊、有关录音录像资料数百盘，以及自编的专业书籍文献数十种，供后来者参考之用

学术交流

叶华泰与
中国变态反应学

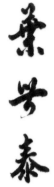

叶世泰

与中国变态反应学

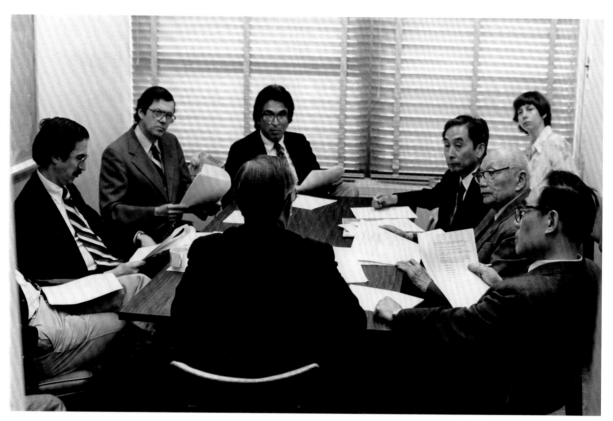

▲1981 年 5 月，叶世泰出访美国国立变态反应和传染病研究所（National Institute of Allergy and Infectious Diseases，NIAID）时，双方交流及讨论时留影

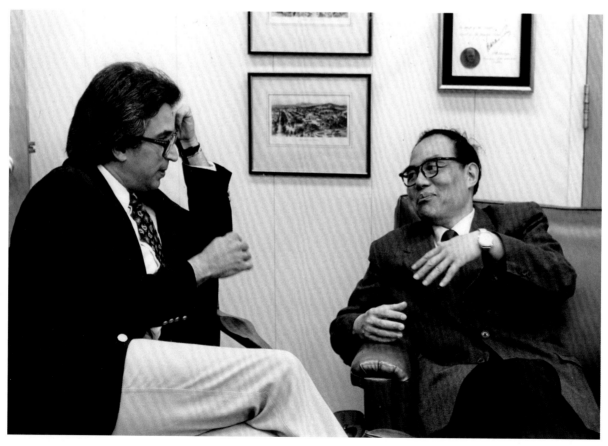

▲1981 年，叶世泰在美国 NIAID 访问时与当年变态反应科主任 Dr. Goldstain（胸腺素临床应用的首创者）交流时留影

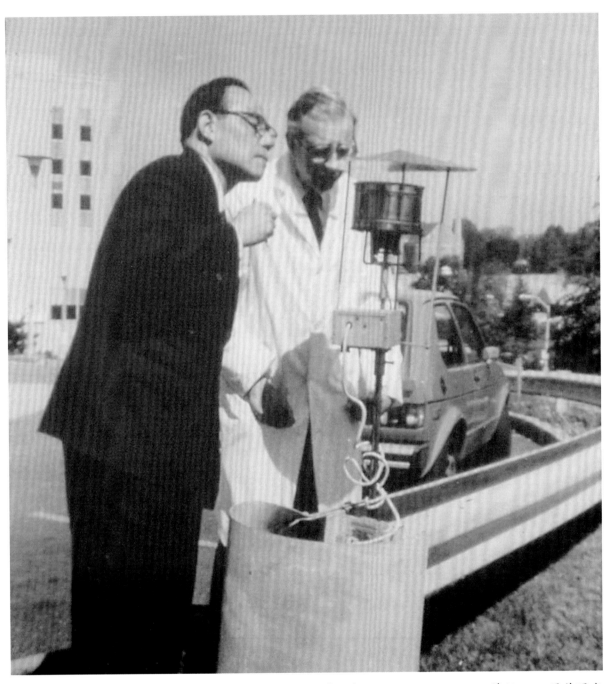

▲1981 年春，叶世泰应邀访美时在 John's Hopkins 医学院会见 Dr. Philip Norman(曾任 1975 届美国变态反应学会主席，特异性免疫治疗一词的倡导者，曾长期任美国变态反应学，杂志 JAACI 主编)，承他带领参观他的花粉过敏研究工作

叶世泰

与中国变态反应学

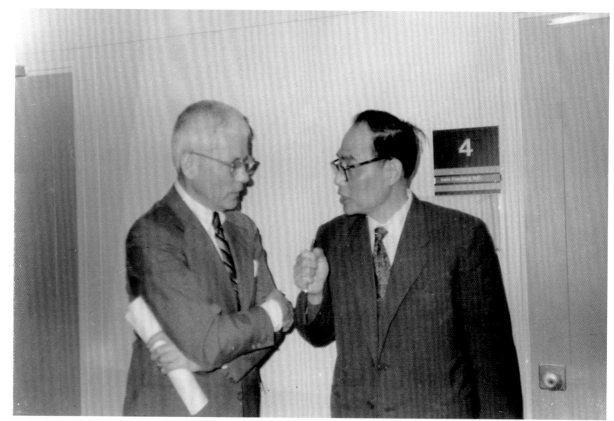

▲1981年，叶世泰在波士顿哈佛大学医学院会见Dr. Thomas Van Metre（1978届美国变态反应学会主席）时合影

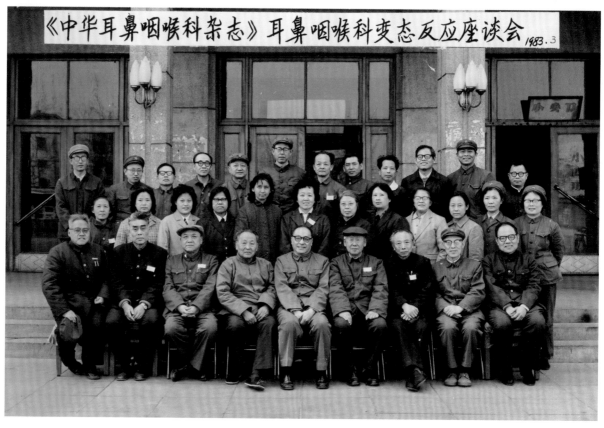

▲1983年3月，《中华耳鼻咽喉科杂志》耳鼻咽喉科变态反应座谈会在北京召开时合影

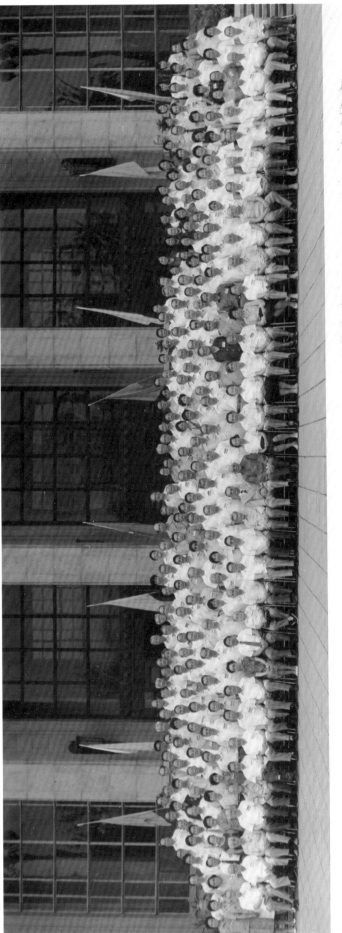

九三学社北京市第七次代表大会留影
一九八八年八月一日

▲1988年，叶世泰参加九三学社北京市第七次代表大会合影

叶世泰

与中国变态反应学

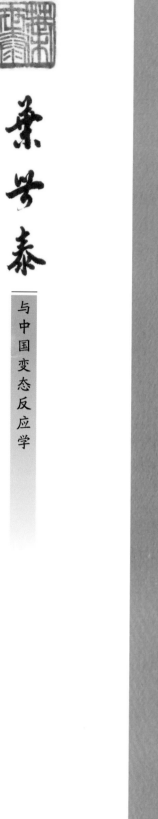
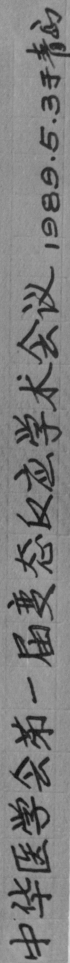
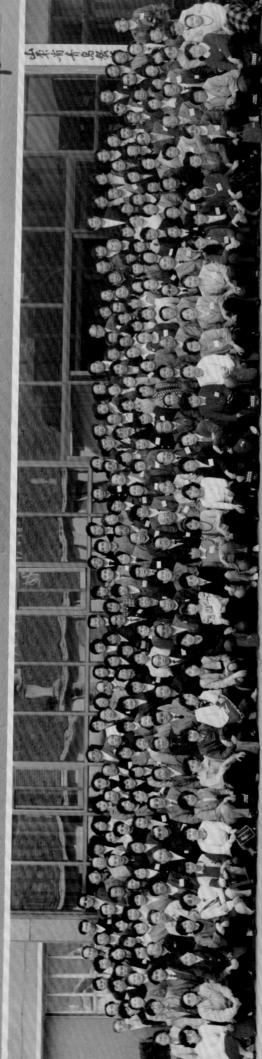

▲1989 年 5 月 3 日，中华医学会第一届变态反应学术会议于青岛召开时合影

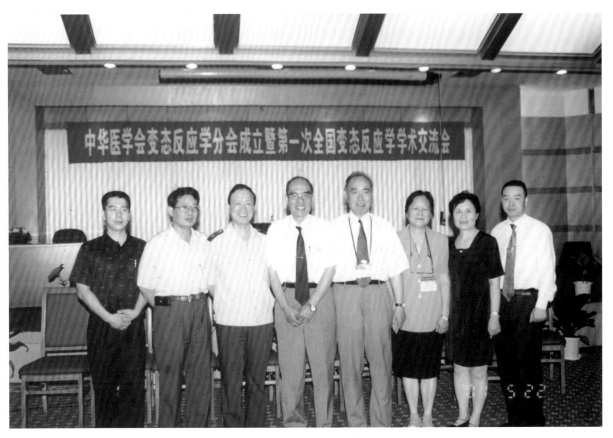

▲中华医学会变态反应学分会成立暨第一次全国变态反应学学术交流会

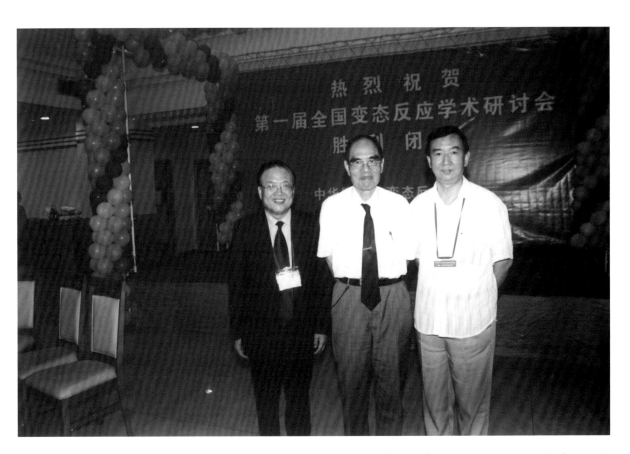

▲第一届中华医学会全国变态反应学术研讨会闭幕后，名誉主委叶世泰与主委张宏誉和副主委许以平合影

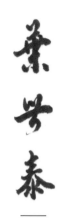

叶世泰

与中国变态反应学

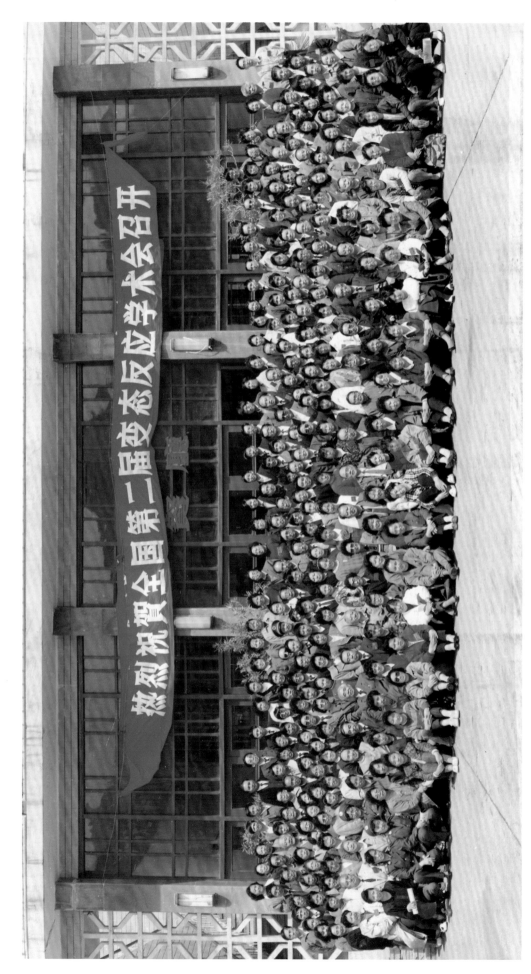

▲1992年秋，全国第二届变态反应学术会议在烟台召开时合影

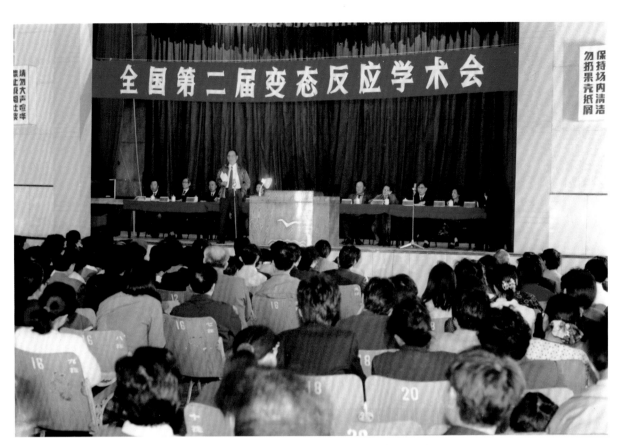

▲1992 年秋，全国第二届变态反应学术会议在烟台举行，叶世泰在开幕式上致辞

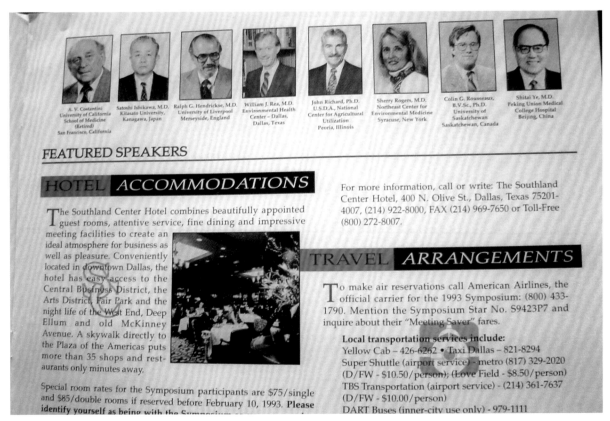

▲1993 年 2 月，第 11 届国际环境医学研讨会在美国德州达拉斯市召开，叶世泰应邀参加并列为主席团成员

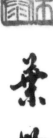

叶芳泰

与中国变态反应学

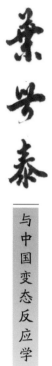

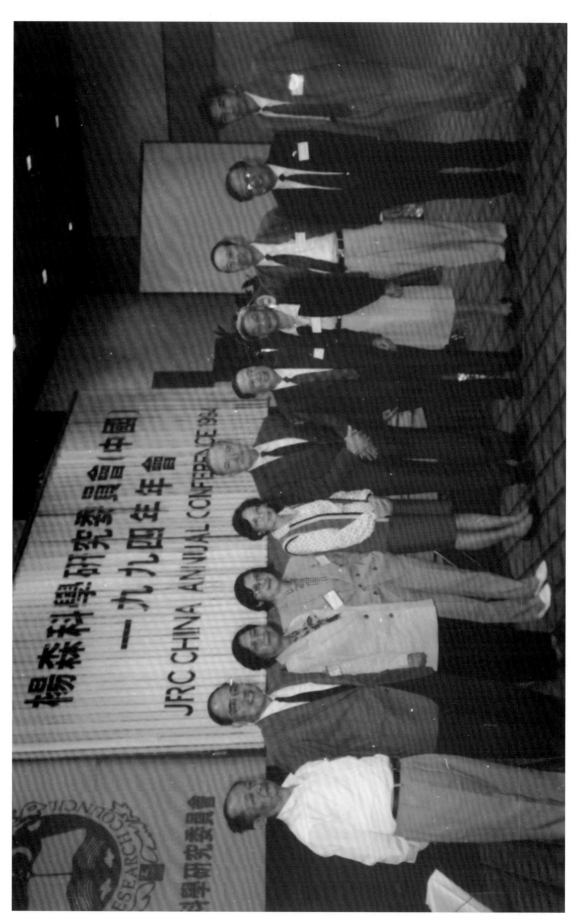

▲1994年，叶世泰赴杭州参加杨森科学研究委员会（中国）1994年年会，左起：顾瑞金、叶世泰、陈妙兰、柯美云、罗爱伦、杨森、吴阶平、王爱霞、潘国忠、张宏誉、唐伟松

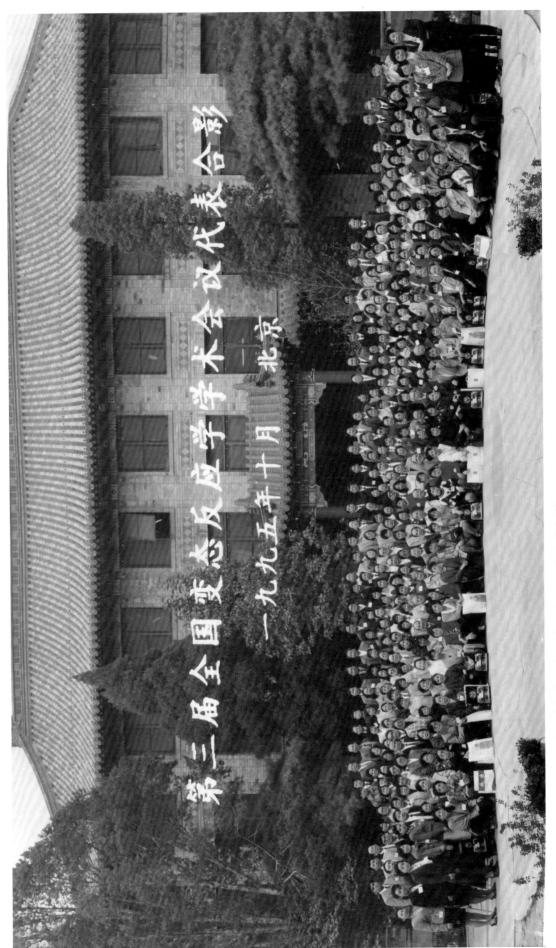

第三届全国变态反应学术会议代表合影

一九九五年十月 北京

▲ 1995 年 10 月，第三届全国变态反应学术会议在北京协和医院召开时合影

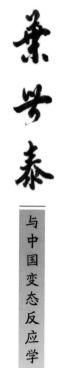

叶芳泰

与中国变态反应学

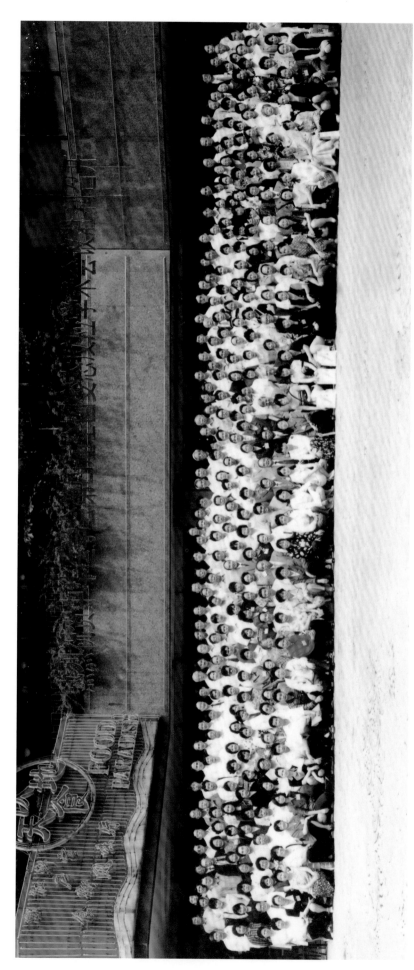

▲ 1998 年 5 月，第四届全国变态反应学术会议在广州召开时全体合影

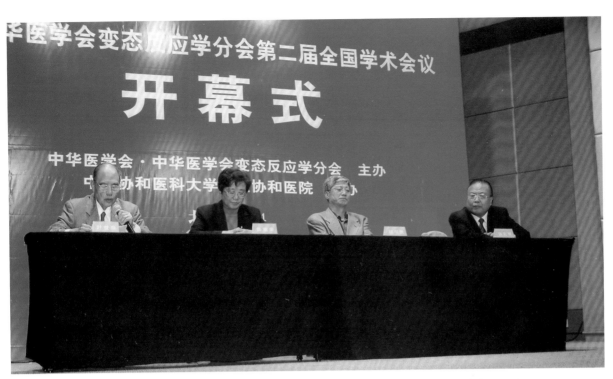

▲2004 年 10 月，叶世泰在中华医学会变态反应学分会第二届全国学术会议开幕式上致词

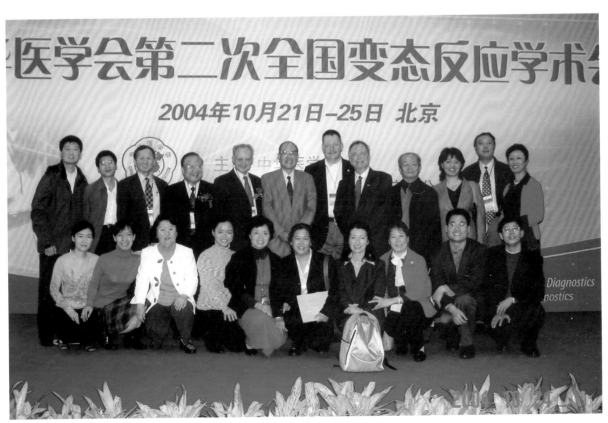

▲2004 年 10 月，中华医学会第二次全国变态反应学术会议协和变态反应科同仁与特邀外宾合影

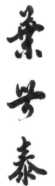

叶世泰

与中国变态反应学

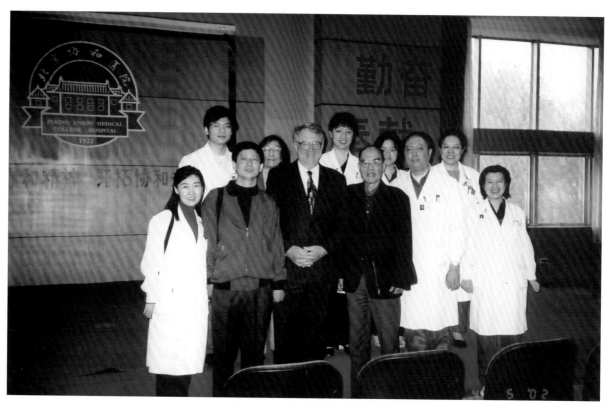

▲2005 年，叶世泰等与美国变态反应哮喘免疫学会（American Academy of Allergy Asthma Immunology,AAAAI）主席 Dr. Lockey 讨论过敏性疾病特异性诊断和治疗专题后合影

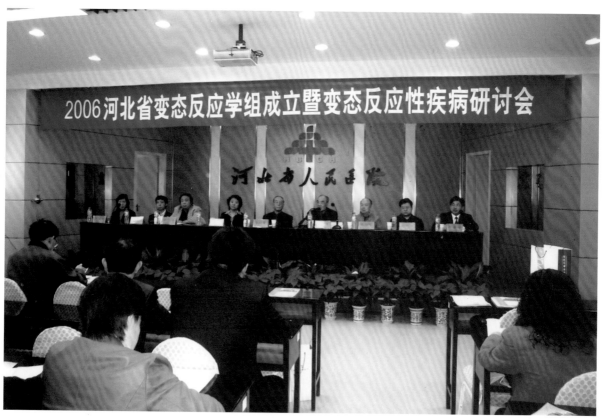

▲2006 年，河北省变态反应学组成立暨变态反应性疾病研讨会合影

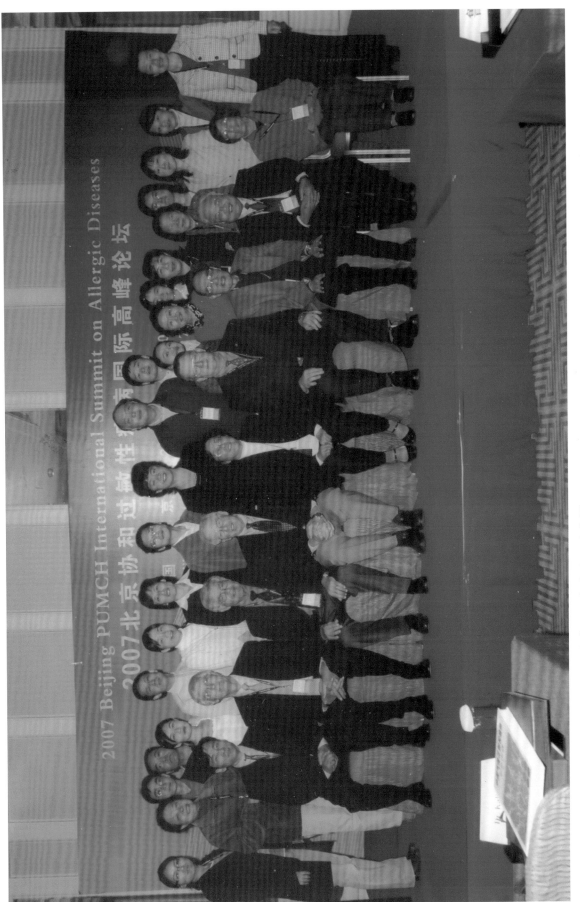

2007 Beijing PUMCH International Summit on Allergic Diseases

2007北京协和过敏性疾病国际高峰论坛

▲2007年，在北京举行的北京协和过敏性疾病国际高峰论坛时合影

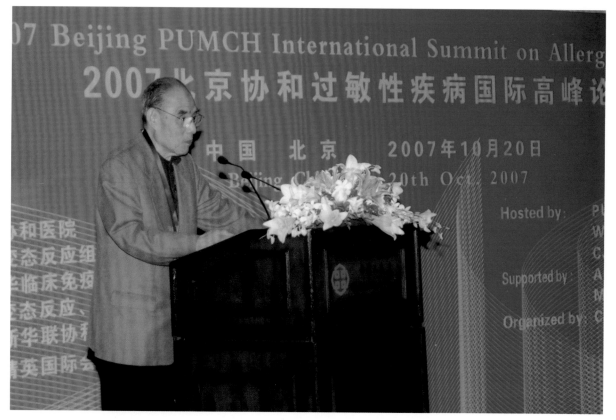

▲2007年10月，叶世泰在北京协和过敏性疾病国际高峰论坛开幕式上致辞

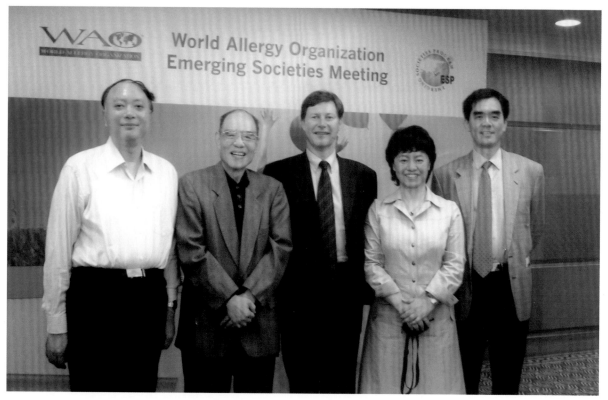

▲2007年，叶世泰等在上海召开的世界变态反应组织"WAO Emerging Societies Meeting"会议上留影

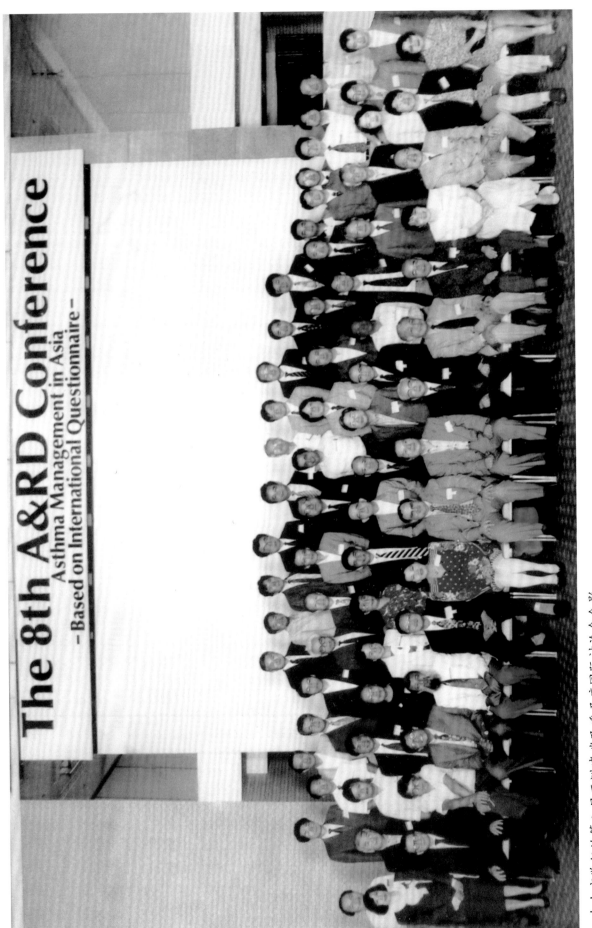

▲ 在东京举行的第八届亚洲哮喘及呼吸病国际讨论会合影

叶苓秦

与中国变态反应学

First East-West Scientific Conference on Allergy & Traditional Medicine (EWAT)

Luoyang, China (The Peony City) 15.04.2010

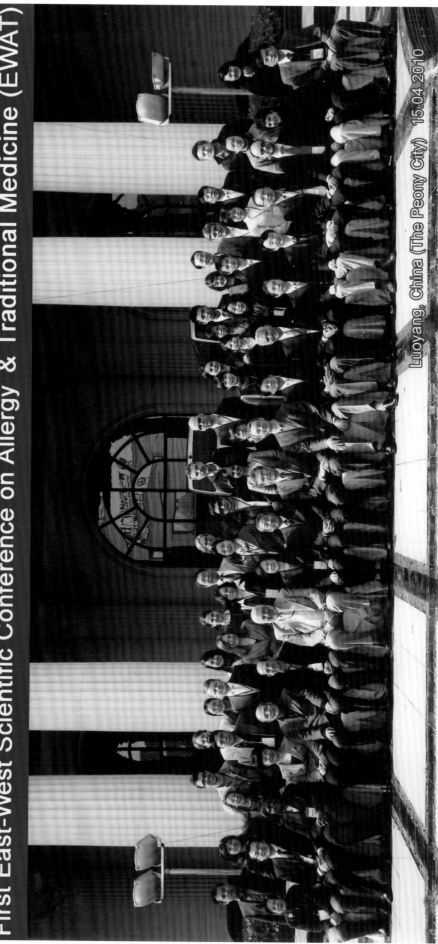

▲2010 年 4 月，在洛阳举行的第一届东西方过敏性疾病及东方传统医学科学论坛合影

培育英才

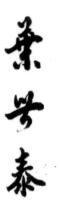

叶世泰

与中国变态反应学

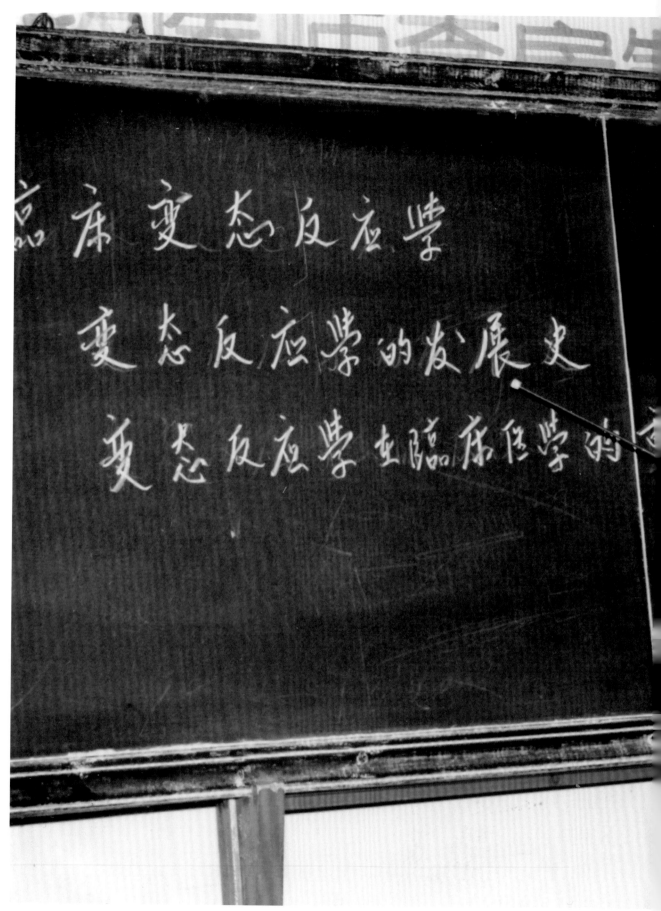

临床变态反应学

变态反应学的发展史

变态反应学在临床医学的

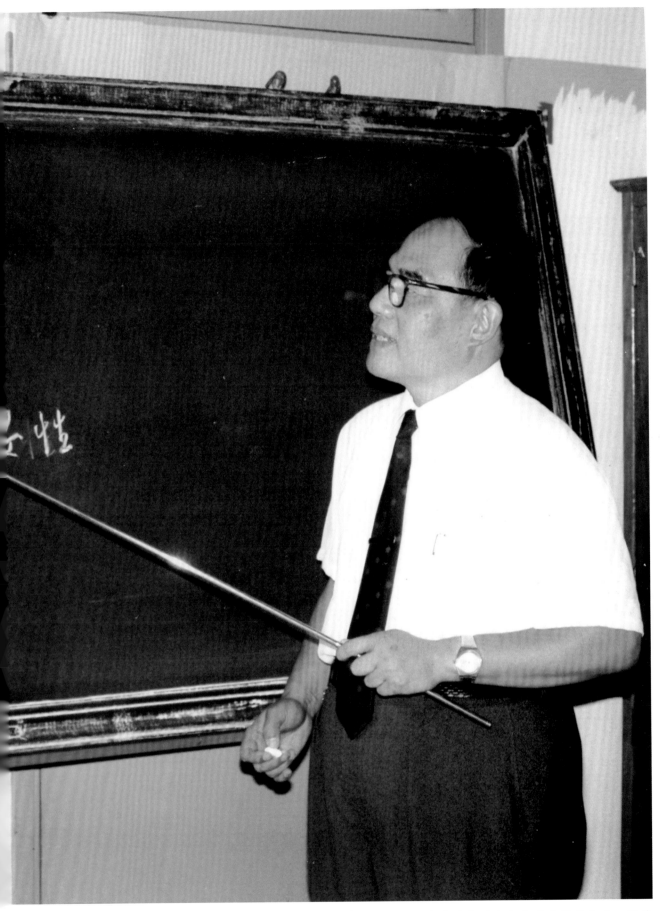

▲在我国的医学生教学中历来缺乏有关变态反应学的课程，从北京协和医院变态反应科成立后，即将变态反应学列为中国协和医科大学正规临床教学学科之一，为国内医学教学之首创，深受学生欢迎

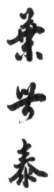

叶世泰

与中国变态反应学

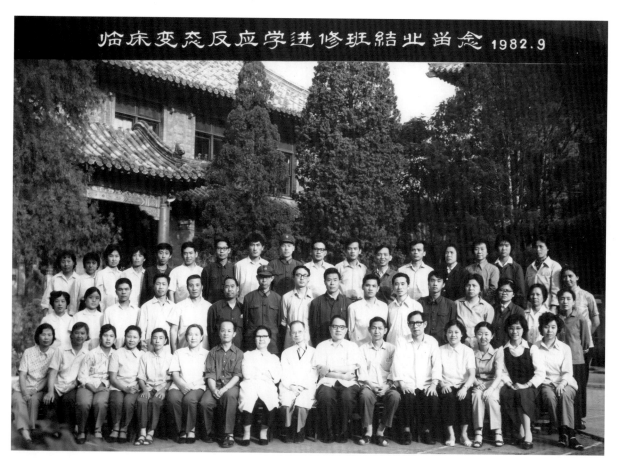

▲1982 年 9 月，首届北京协和医院临床变态反应学进修班结业合影

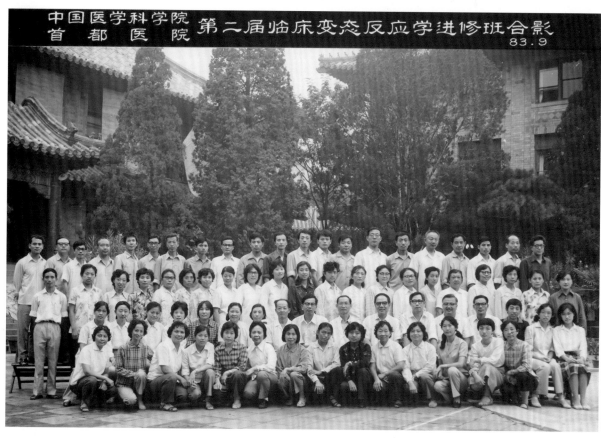

▲1983 年 9 月，北京协和医院第二届临床变态反应学进修班合影

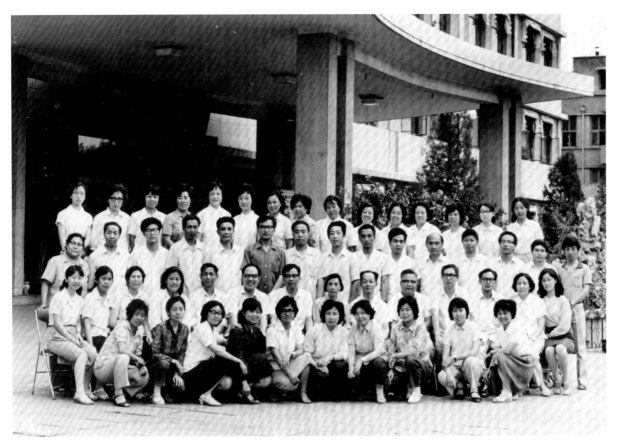

▲1984 年，北京协和医院第三届变态反应学进修班合影

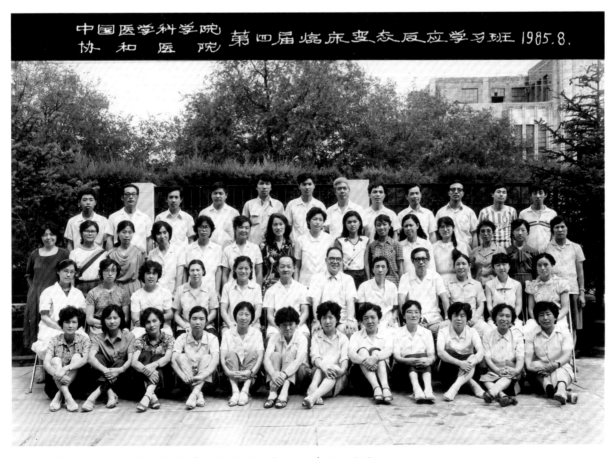

▲1985 年 8 月，北京协和医院第四届临床变态反应学习班合影

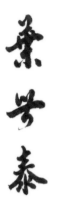

叶芳泰
与中国变态反应学

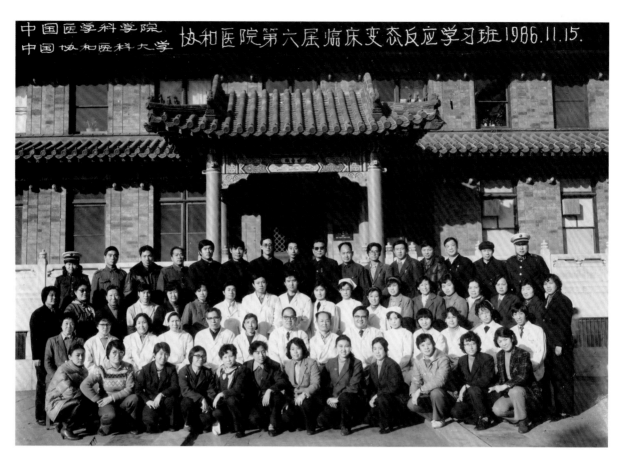

▲1986年11月，北京协和医院第六届临床变态反应学习班合影

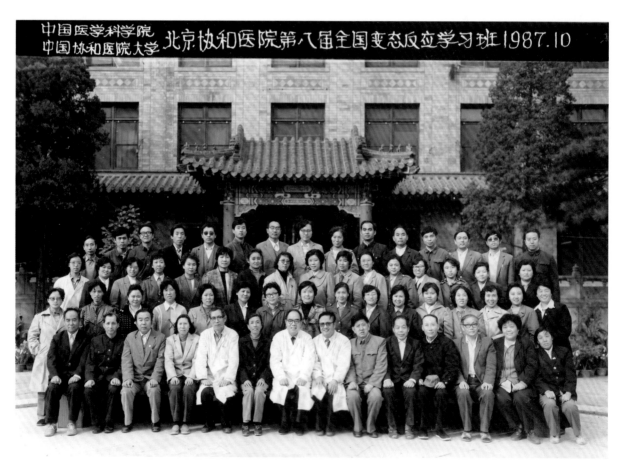

▲1987年10月，北京协和医院第八届全国变态反应学习班合影

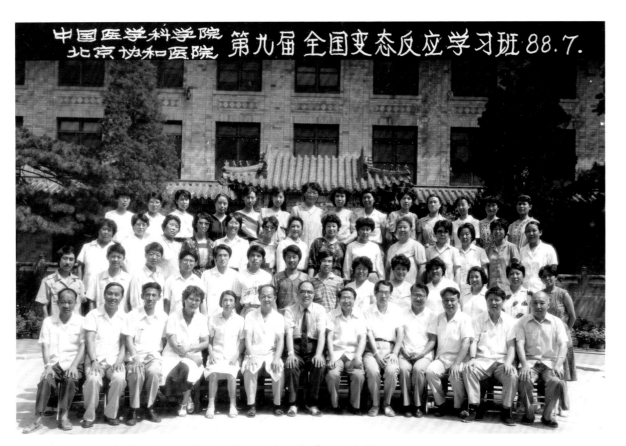

▲1988 年 7 月，北京协和医院第九届全国变态反应学习班合影

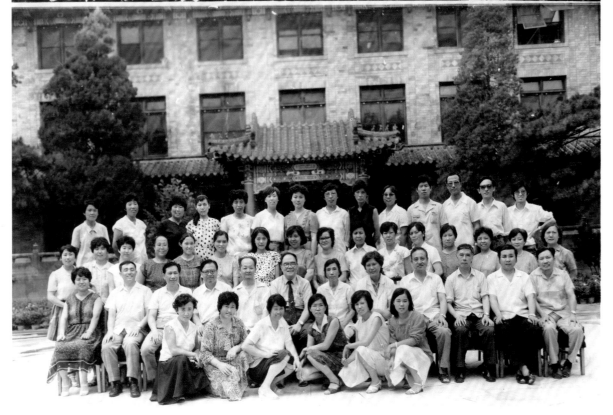

▲1988 年 8 月，北京协和医院第十届变态反应学习班合影

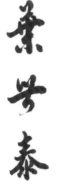

叶世泰

与中国变态反应学

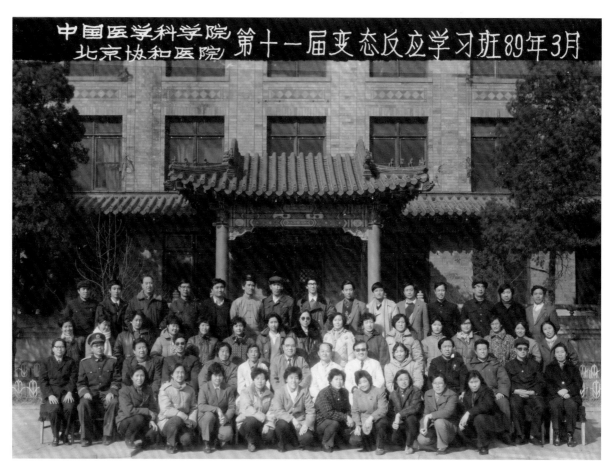

▲1989年3月，北京协和医院第十一届变态反应学习班合影

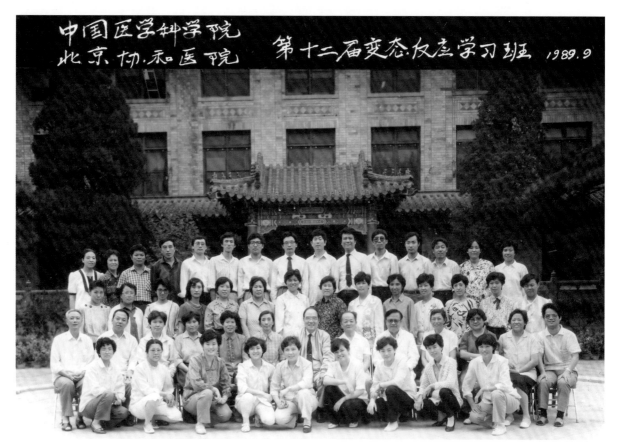

▲1989年9月，北京协和医院第十二届变态反应学习班合影

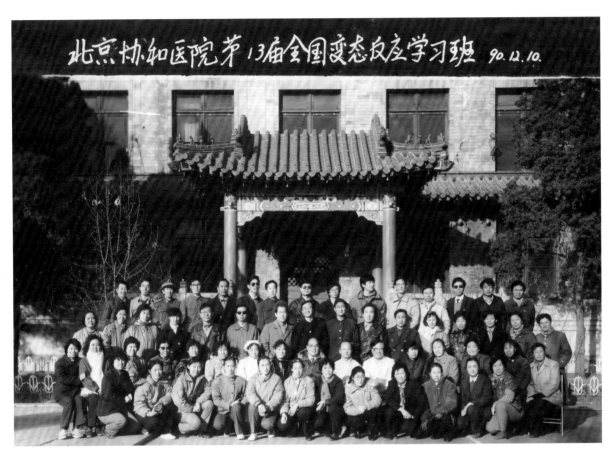

▲1990 年 12 月，北京协和医院第十三届全国变态反应学习班合影

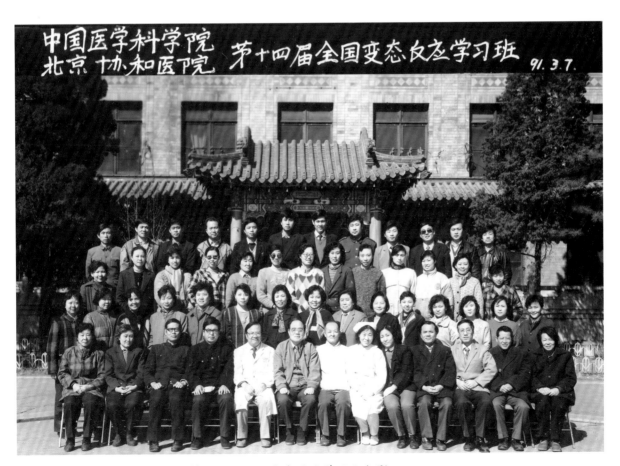

▲1991 年 3 月，北京协和医院第十四届全国变态反应学习班合影

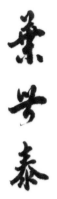

叶
世
泰

与
中
国
变
态
反
应
学

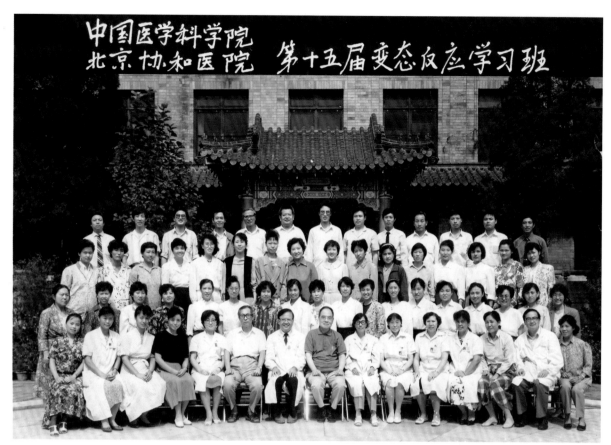

▲1991年，北京协和医院第十五届变态反应学习班合影

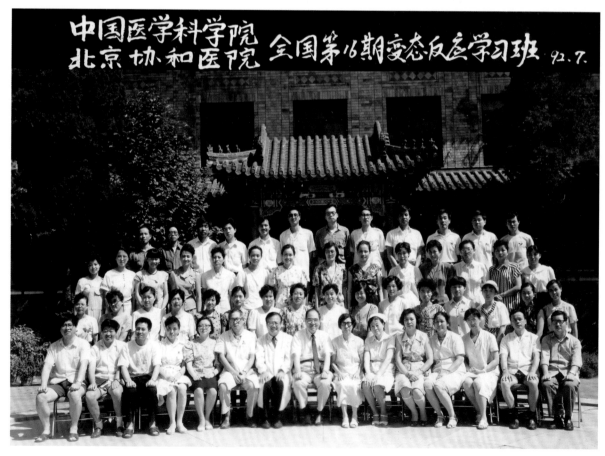

▲1992年7月，北京协和医院第十六届全国变态反应学习班合影

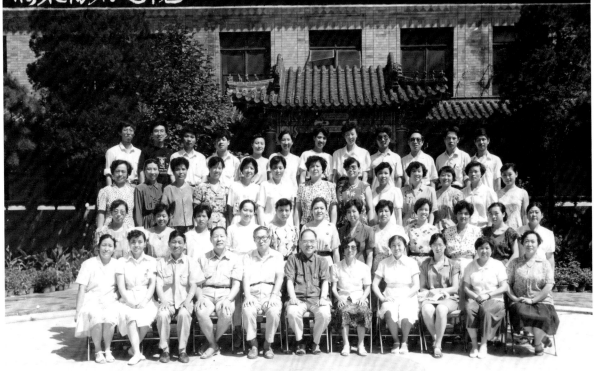

▲1992 年 8 月，北京协和医院第十七届全国变态反应学习班合影

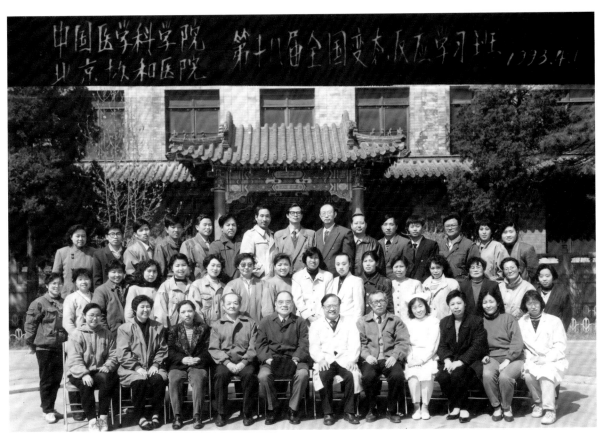

▲1993 年 4 月，北京协和医院第十八届全国变态反应学习班合影

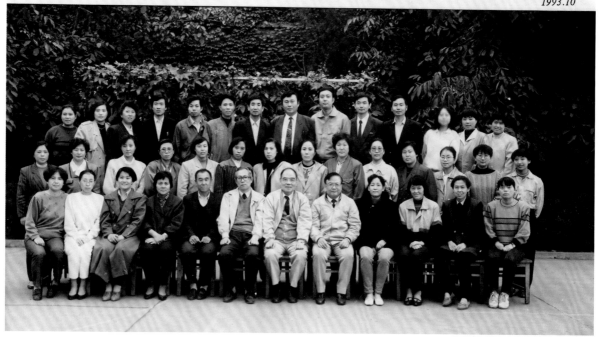

中国协和医科大学
北京协和医院第十九届全国变态反应学习班全体合影

1993.10

▲1993年10月，北京协和医院第十九届全国变态反应学习班合影

北京协和医院第21届全国变态反应学习班 1995.5

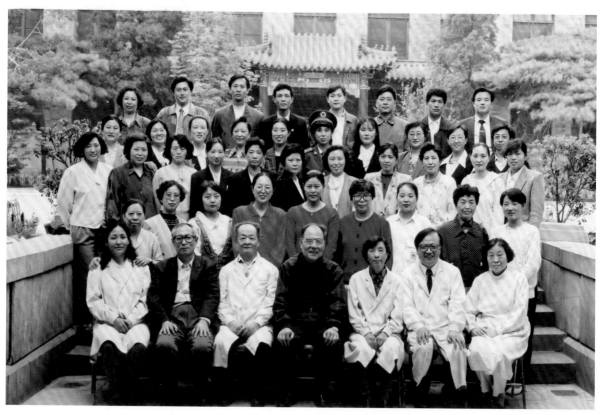

▲1995年5月，北京协和医院第二十一届全国变态反应学习班合影

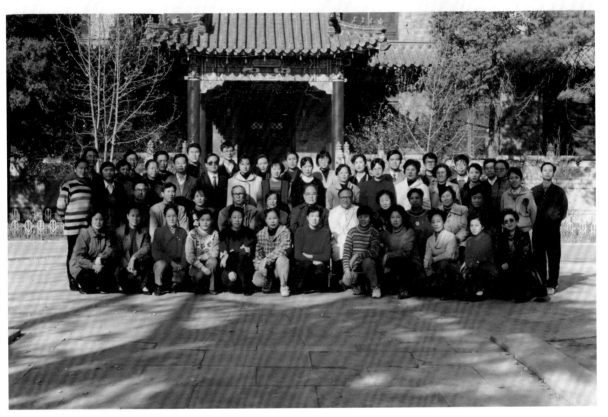

▲1995 年 11 月，北京协和医院第二十二届全国变态反应学习班合影

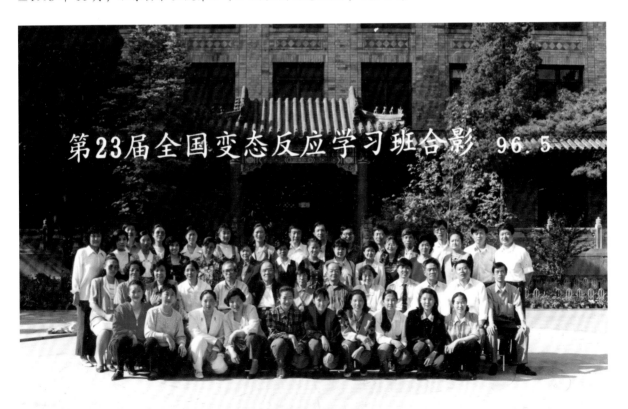

▲1996 年 5 月，北京协和医院第二十三届全国变态反应学习班合影

培育英才

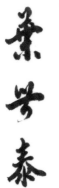

叶世泰

与中国变态反应学

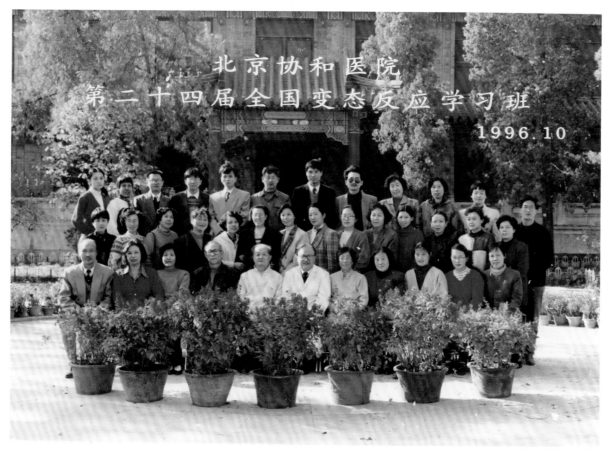

▲1996 年 10 月，北京协和医院第二十四届全国变态反应学习班合影

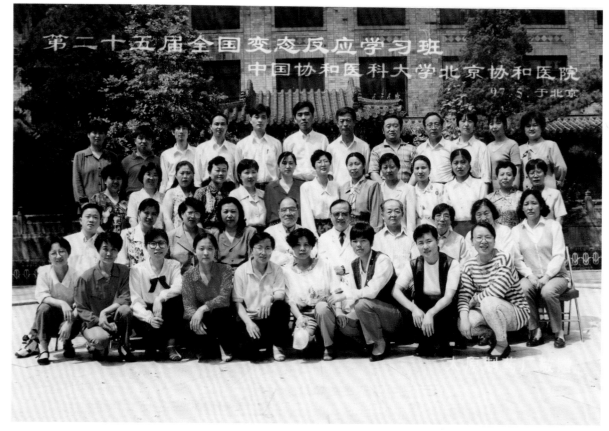

▲1997 年 5 月，北京协和医院第二十五届全国变态反应学习班合影

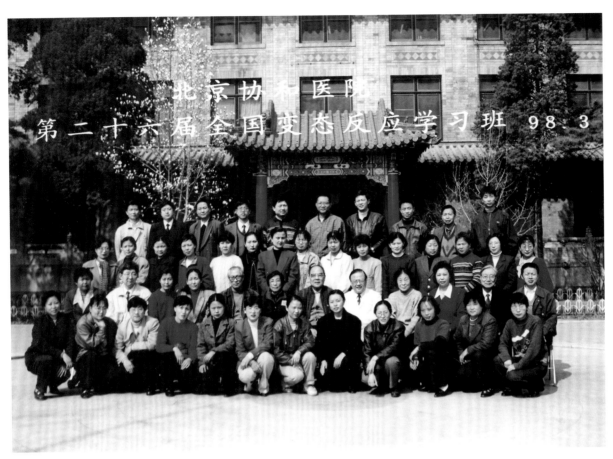

▲1998 年 3 月，北京协和医院第二十六届全国变态反应学习班合影

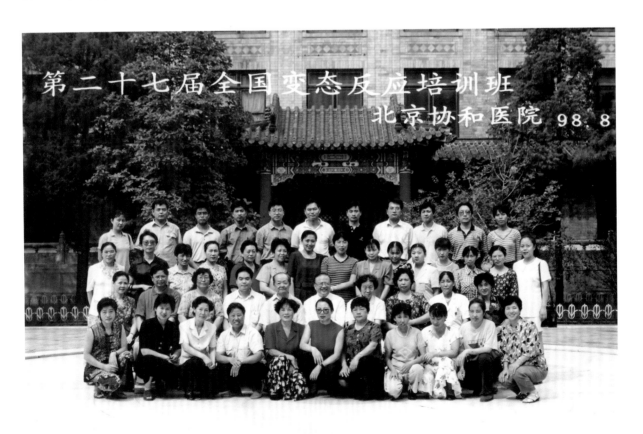

▲1998 年 8 月，北京协和医院第二十七届全国变态反应学习班合影

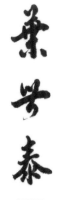

叶芳泰

与中国变态反应学

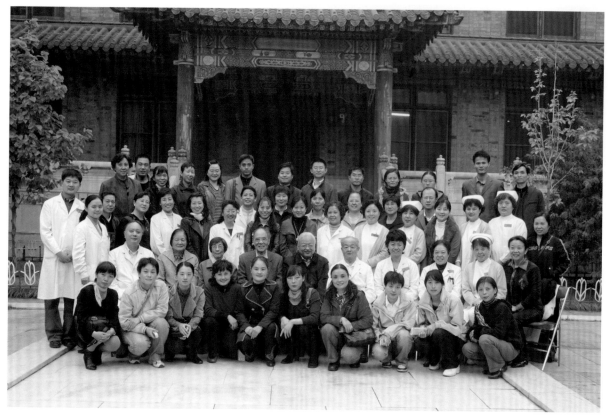

▲2007 年，北京协和医院第三十二届变态反应学习班合影

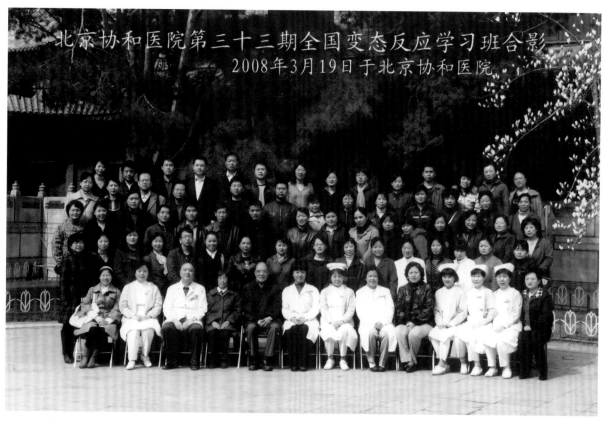

▲2008 年 3 月，北京协和医院第三十三期全国变态反应学习班合影

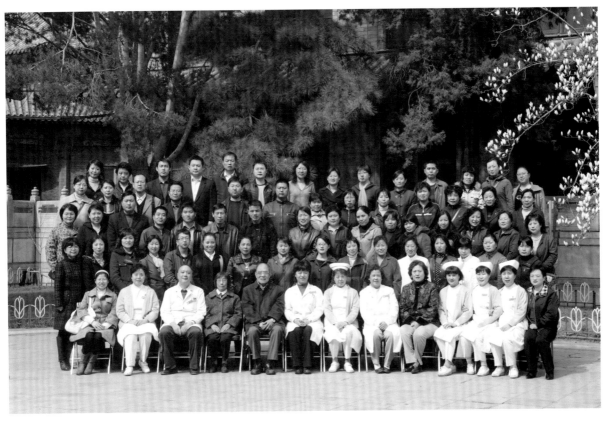

▲2008 年 11 月，北京协和医院第三十四届全国变态反应学习班合影

▲2009 年，北京协和医院第三十五期全国变态反应学习班合影

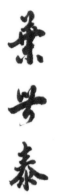

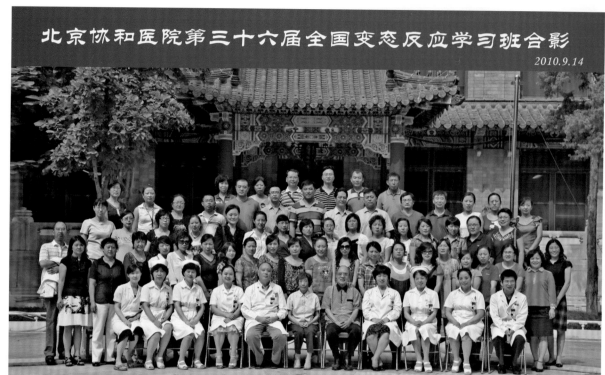

北京协和医院第三十六届全国变态反应学习班合影

2010.9.14

▲2010 年 9 月，北京协和医院第三十六届全国变态反应学习班合影

第三十七届全国变态反应学习班合影

2011. 11. 24.

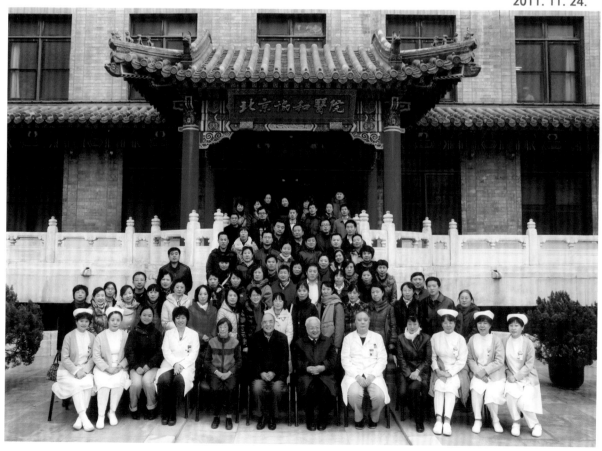

▲2011 年 11 月，北京协和医院第三十七届全国变态反应培训班合影

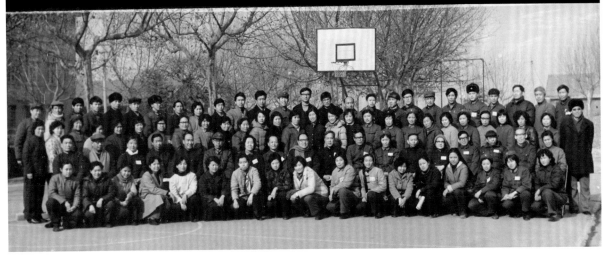

第一期全国花粉症学习班留念，1983年1月，陕西临潼

▲1985 年，由北京协和医院变态反应科发起并主持的第一期全国花粉症学习班于临潼召开时合影

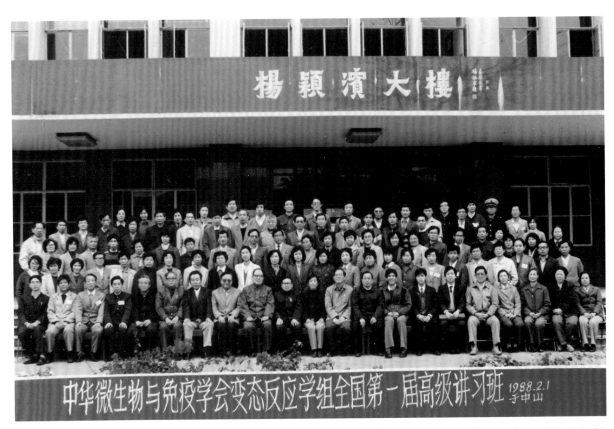

揚穎濱大樓

中华微生物与免疫学会变态反应学组全国第一届高级讲习班　1988.2.1 于中山

▲1988 年 2 月，在广东中山市举办的中华微生物与免疫学会变态反应学组全国第一届高级讲习班合影

叶
世
泰

与中国变态反应学

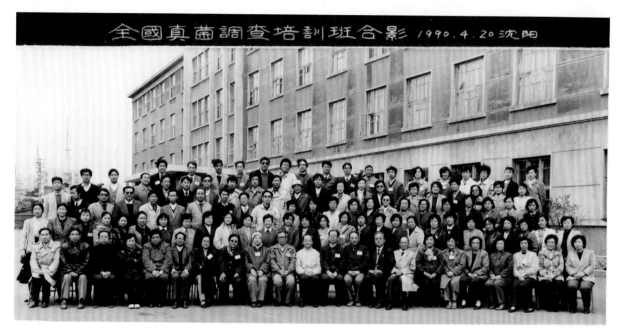

▲1990年4月，在沈阳举行的全国气传致敏真菌调查培训班合影

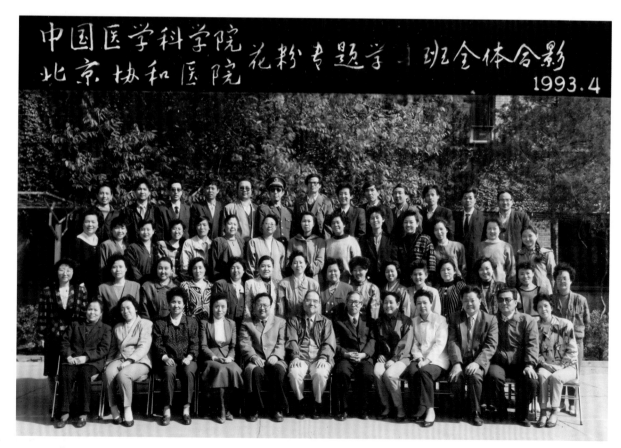

▲1993年4月，由北京协和医院变态反应科发起并主持的花粉过敏专题学习班合影

怀念师友

与中国变态反应学

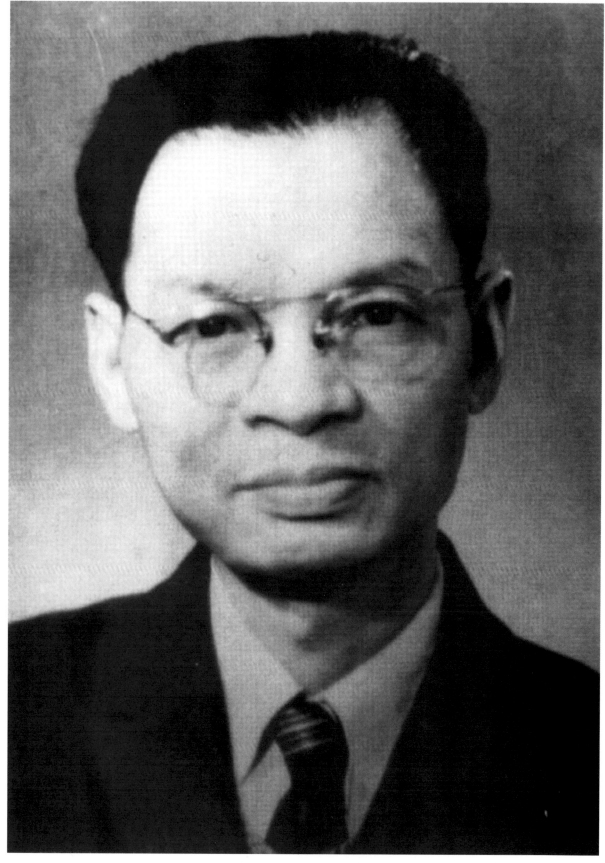

▲张庆松，是我国耳鼻咽喉科和变态反应科的主要开拓者，引领叶世泰进入变态反应学

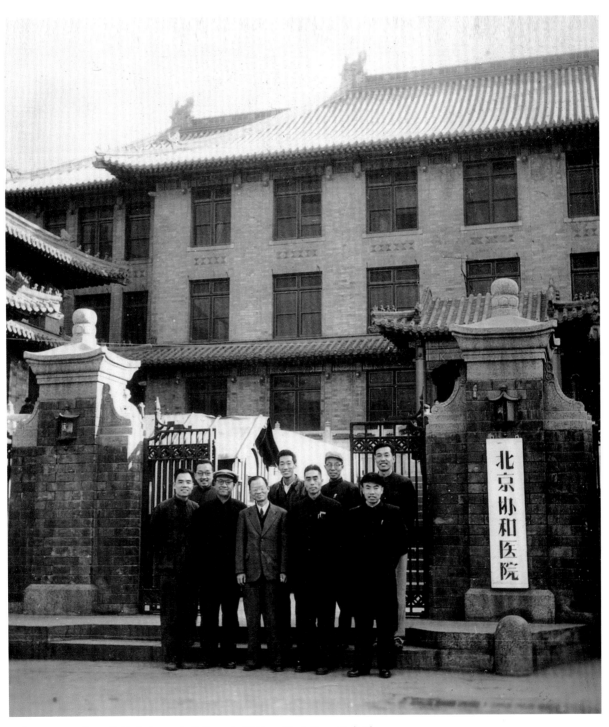

▲ 摄于 1956 年，前排左起：叶世泰、卜国铉、张庆松、王东曦

叶世泰

与中国变态反应学

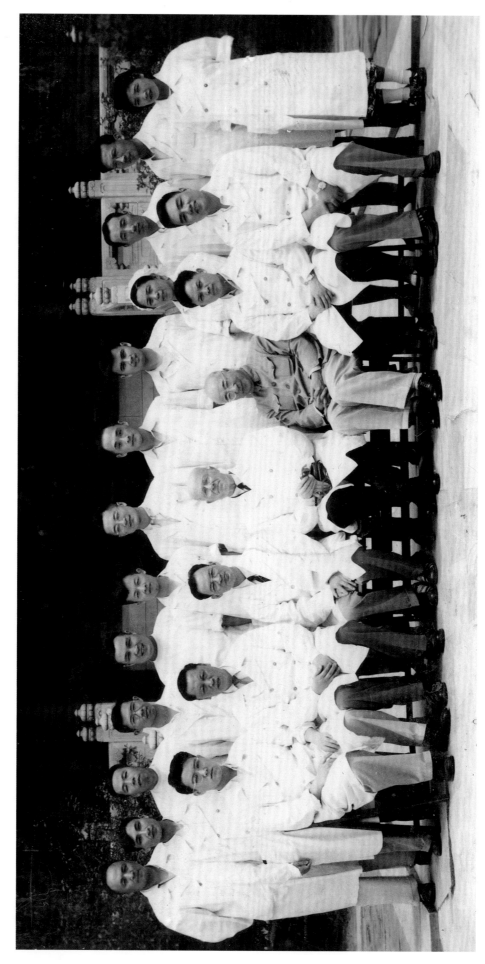

▲摄于1958年春，前排左起：屠规益、邹路得、张庆松、M Portmann（法国），原中国医学科学院中国协和医科大学校长李宗恩、王直中、叶世泰

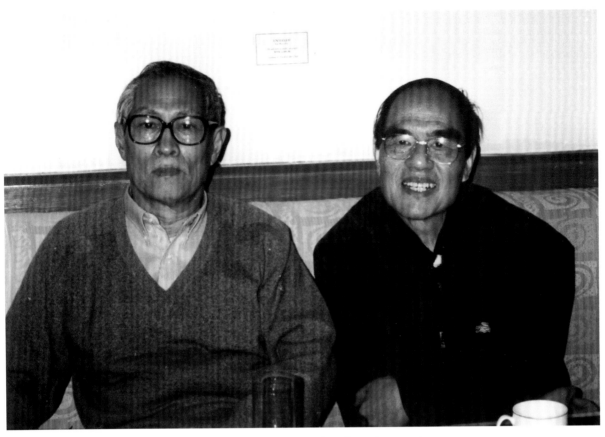

▲叶世泰和老友乔秉善，两人在变态反应学工作中合作共事了将近60年

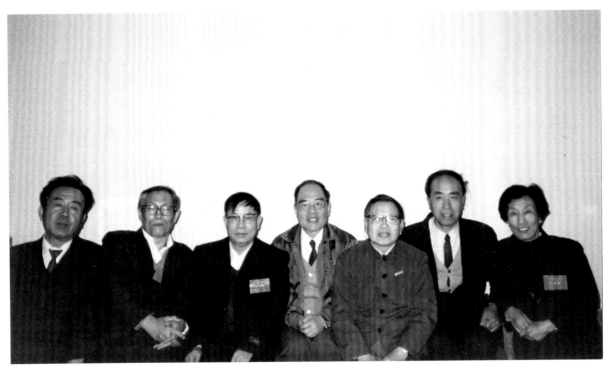

▲中华医学会微生物免疫学分会变态反应学组部分学组成员合影

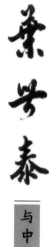

叶世泰
与中国变态反应学

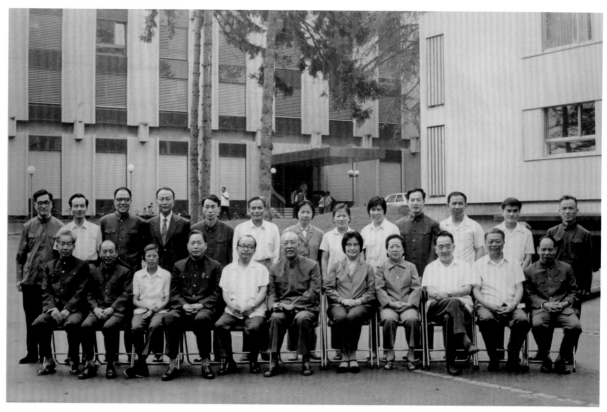

▲1978年7月，叶世泰赴瑞士日内瓦参加世界卫生组织（WHO）召开的国际变态反应高层会议时在日内瓦中国代表处与耿飚副总理及其他领导合影

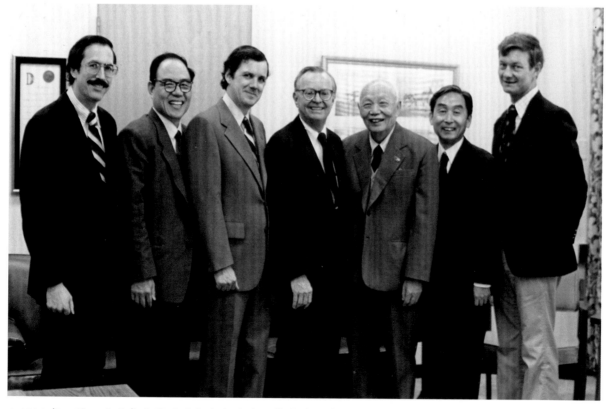

▲1981年5月，叶世泰应美国国立变态反应及传染病研究所之邀偕谢少文、吴安然两位教授赴美访问，此照为与该所 Krause 所长及其他各领导在该所内合影

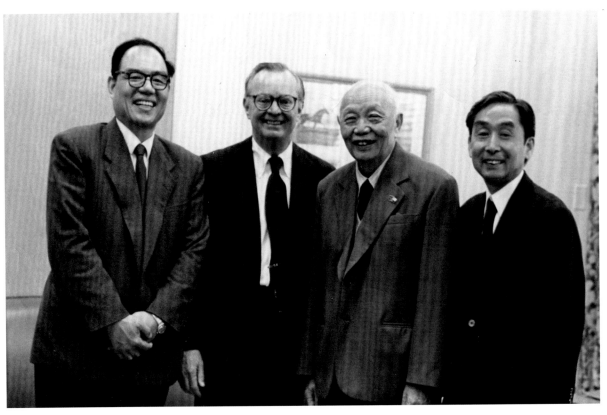

▲1981 年，摄于美国国立变态反应及传染病研究所，左起：叶世泰、Richard M Krause、谢少文、吴安然

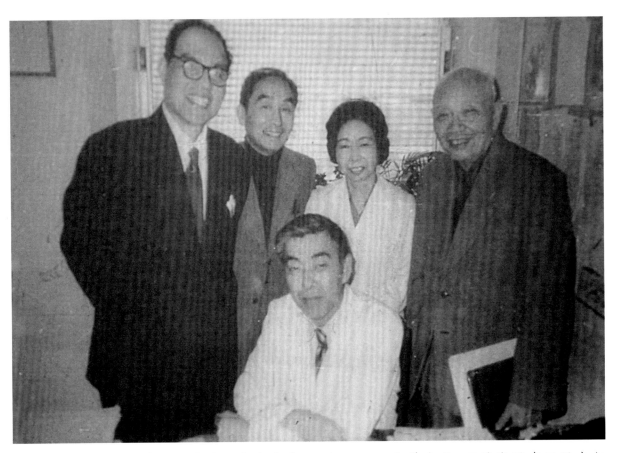

▲1981 年 6 月，叶世泰、吴安然、谢少文在 John's Hopkins 大学会见 IgE 的发现者石坂夫妇 Dr. Ishizaka Teruko 和 Dr. Ishizaka Kimishege

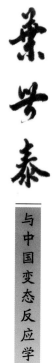

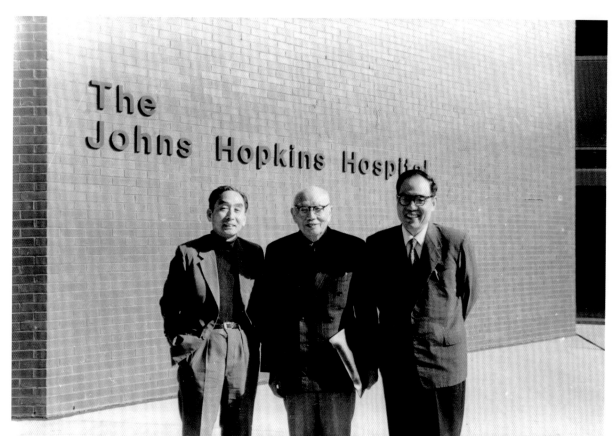

▲1981 年，叶世泰春与谢少文、吴安然两教授参观美国 John's Hopkins Hospital 时留影

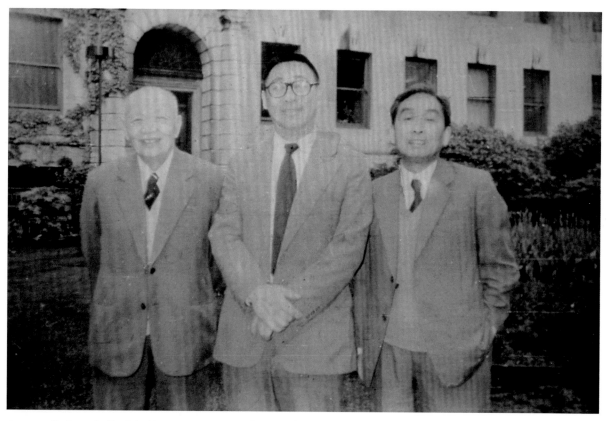

▲1981 年春，在美国纽约 Rockfellow 大学会见著名华裔美籍学者 Dr.TP King（美国主要致敏花粉 Ragweed 的首创致敏化学成分提纯者），由叶世泰摄影

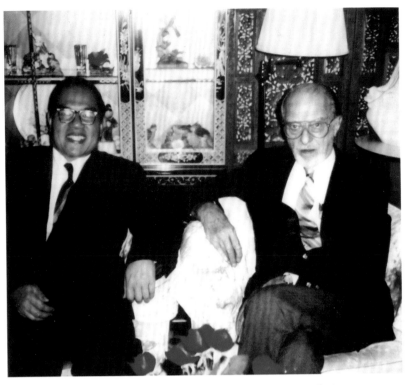

▲1984 年秋，叶世泰在美国芝加哥美国环境医学（enviromental medicine）中心［又称临床生态学（Clinical Ecology）中心］会见现代环境医学创始人"临床生态学之父"Prof. Theron Randalph 时合影

▶1987 年秋，叶世泰在北京会见美国变态反应学会 1985 届主席 Dr. John E Salvaggio 时合影

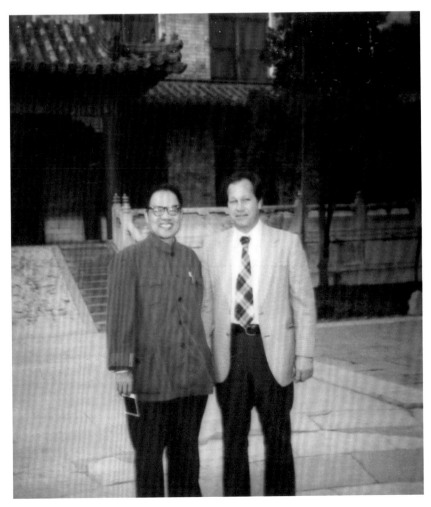

叶世泰

与中国变态反应学

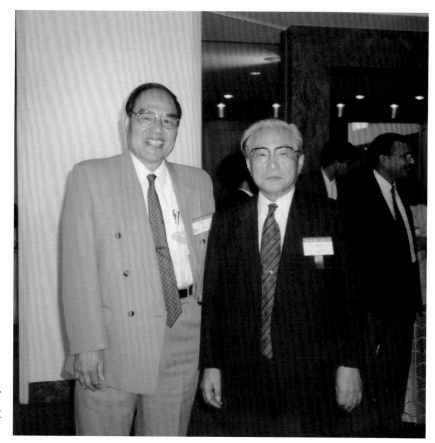

▶1990年，叶世泰在日本与日本变态反应学会前主席、东京大学医学院变态反应学教授Dr. Tcrumasa Miyamoto 合影

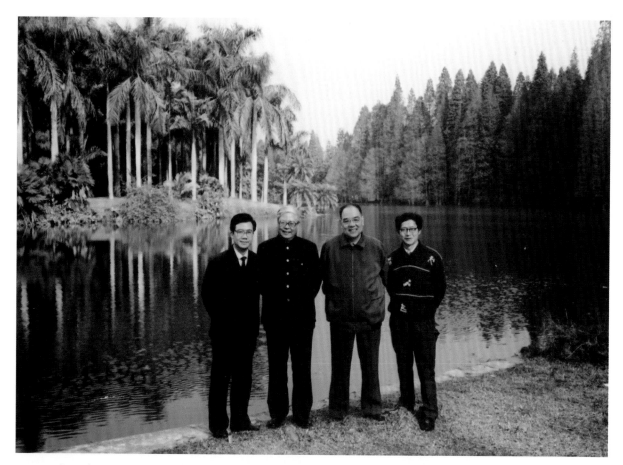

▲1991年，在广州植物园，左二谭铭勋

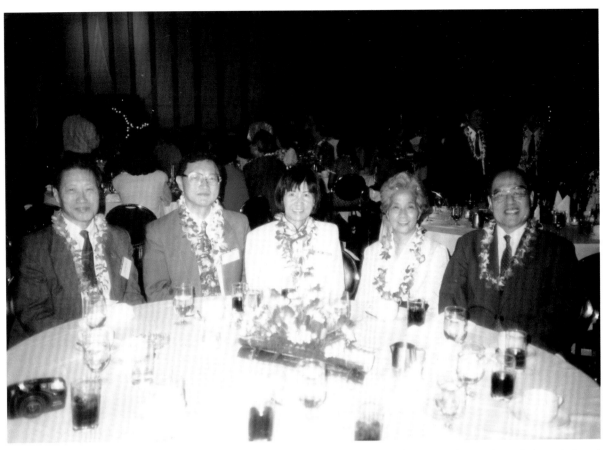

▲1992年冬，叶世泰在曼谷会见前台湾过敏及免疫学会首任主席谢贵雄教授（左二）及其夫人（左三）

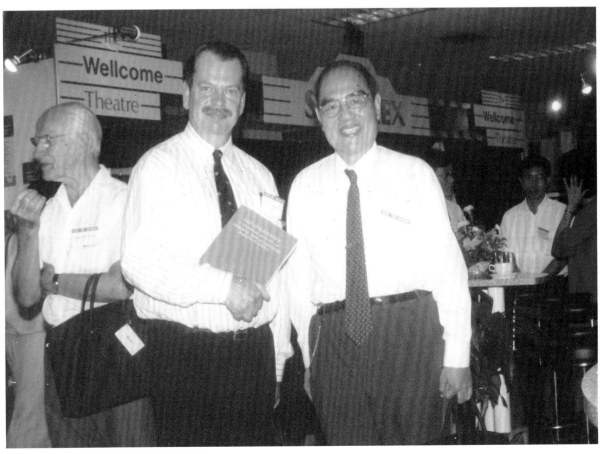

▲1992年，叶世泰在曼谷会见近代尘螨过敏研究的先行者荷兰学者 Dr. Spieksma

叶世泰

与中国变态反应学

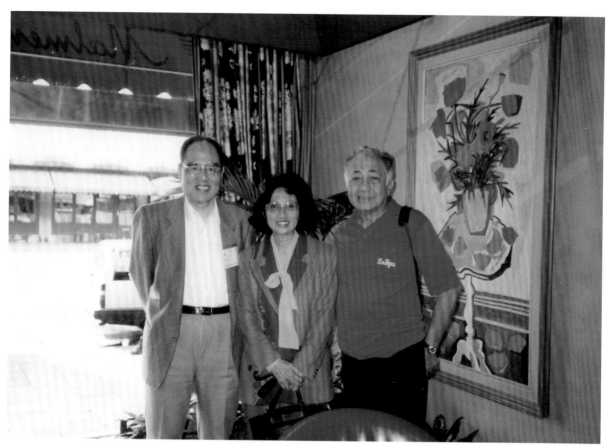

▲1994 年，叶世泰在斯德哥尔摩会见印尼变态反应学会主席 Dr. Kernen Baratawijaja 及其夫人

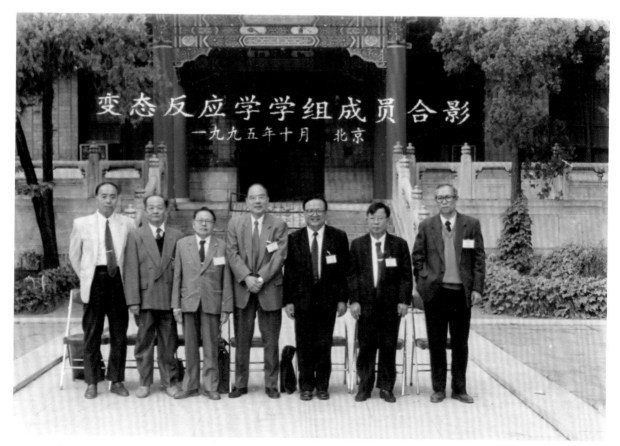

▲1995 年 10 月，中华微生物免疫学会变态反应学组成员在北京合影，左起：鹿道温、顾瑞金、殷明德、叶世泰、张宏誉、赖乃揆、乔秉善

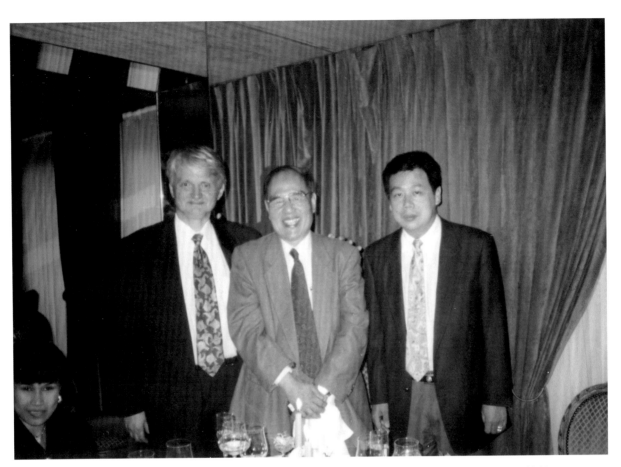

▲1997 年秋，叶世泰在比利时布鲁塞尔会见比利时变态反应学会主席 Dr. Peter Clement 教授

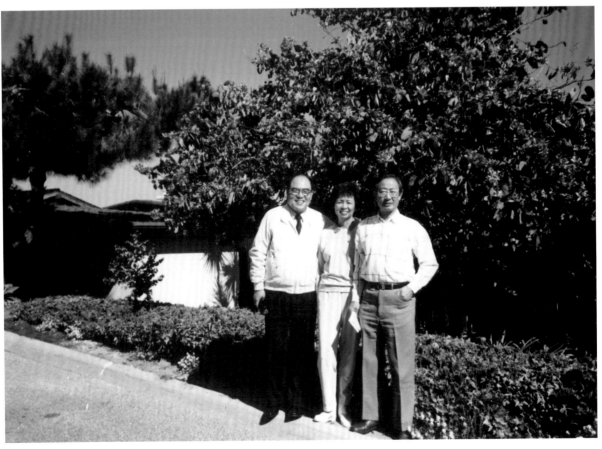

▲1997 年，叶世泰在洛山矶会见华裔变态反应医师 Dr. Wing Mar 及其夫人，此为在其家中留影

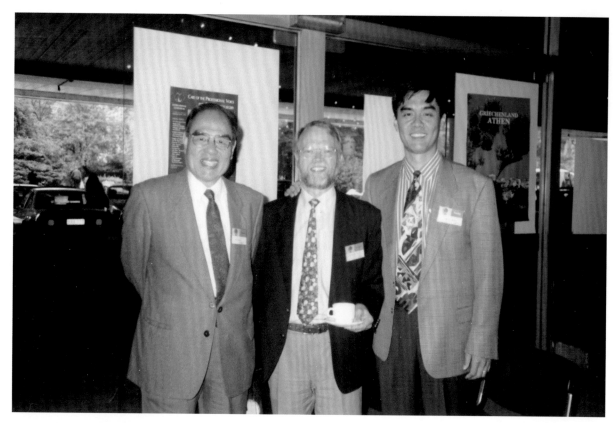

▲1998 年，叶世泰在比利时根特（Ghent）会见世界鼻科学会主席 Dr. Voif Cowenburg，右为新加坡国立大学华裔变态反应学家王德云

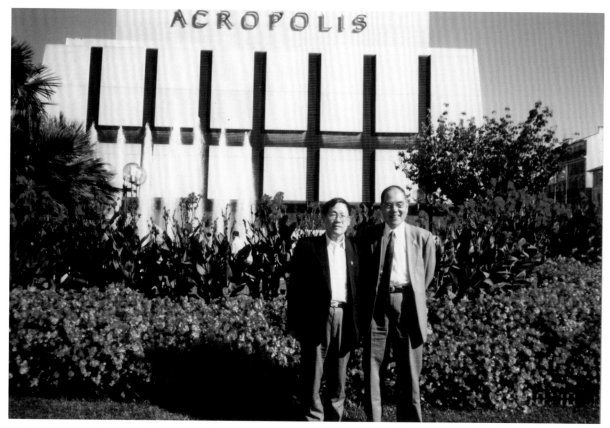

▲1998 年，叶世泰赴法国南部尼斯参加世界变态反应会议，左徐文严

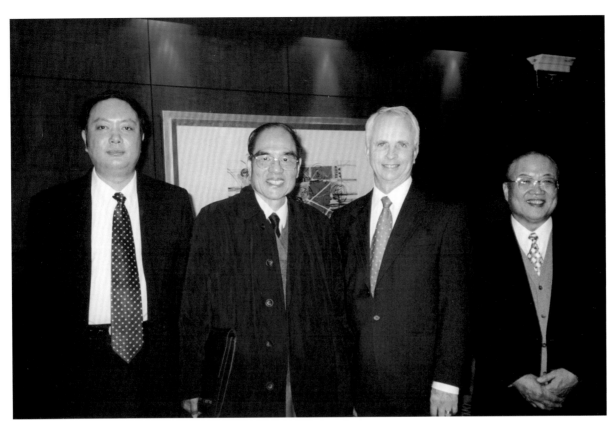

▲2004年冬，叶世泰在北京会见瑞典变态反应学家，早期 IgE 的研究者，前世界变态反应学会（WAO）主席 Dr. SGO Johannson 教授

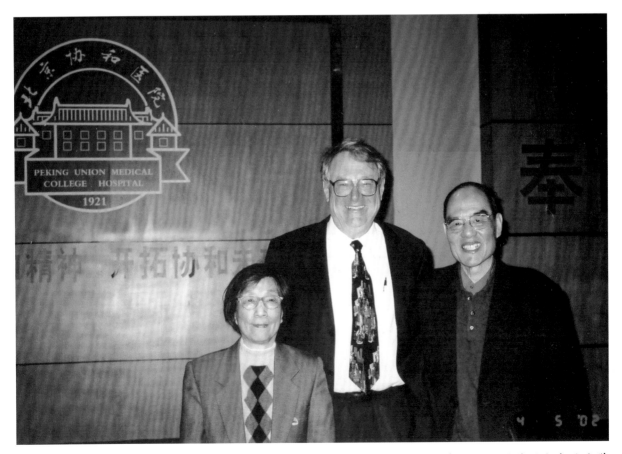

▲2005年，叶世泰在北京会见美国变态反应学者 Dr. Richard F Lockey，曾任 1992 届美国变态反应学会主席

叶世泰

与中国变态反应学

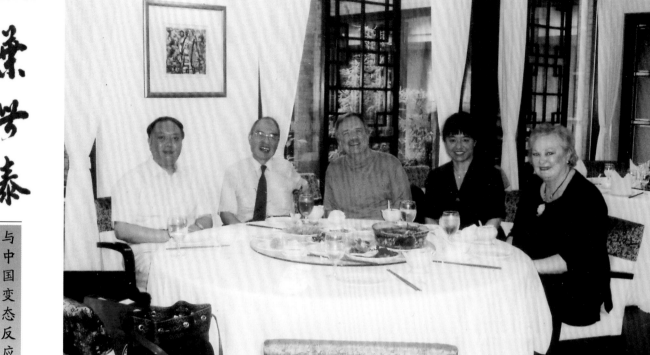

▲2006年，Dr. Bob Q Lanier 及其夫人应邀访华作学术交流，并应聘为北京协和医院变态反应客座教授，他曾任 ACAAI 2001~2002 届主席

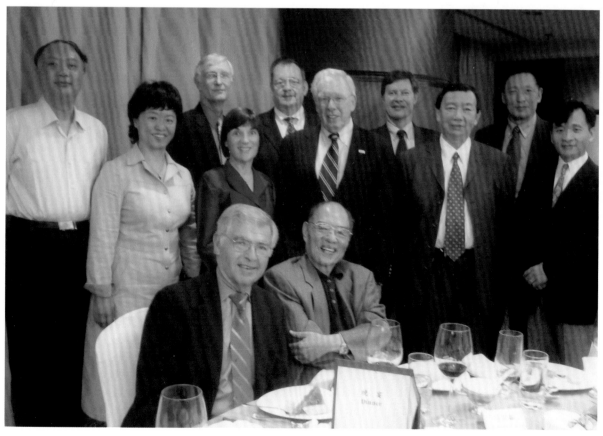

▲2007年，叶世泰在上海会见世界变态反应学会诸领军学者，前坐者为 WAO 前主席、美国变态反应学会 1989 届主席 Dr. Allen P Kaplan，中立者为 WAO 主席 Dr. Micheal Kaliner

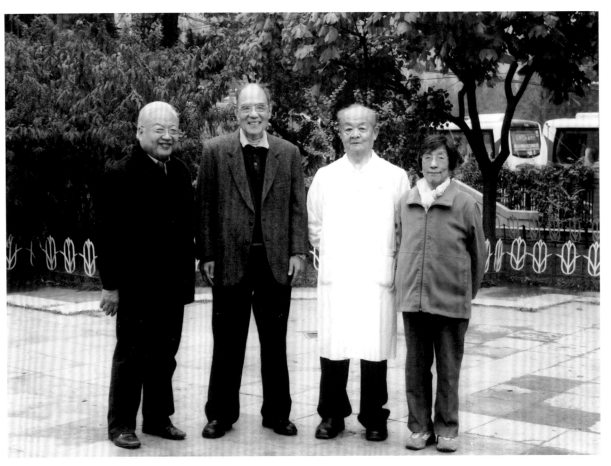

▲2009 年，叶世泰教授与顾瑞金教授、文昭明教授、张宏誉教授合影

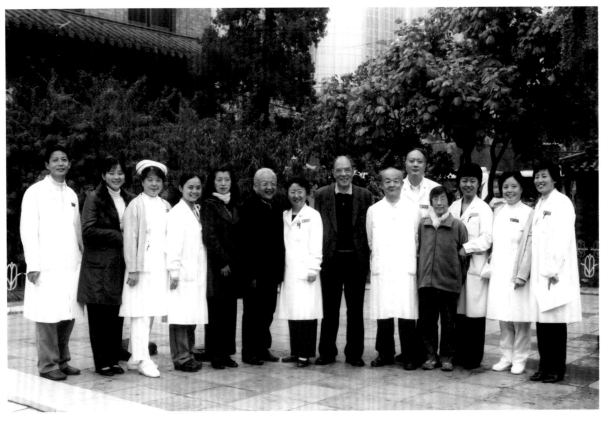

▲2010 年秋，叶世泰与北京协和医院变态反应科内多数同志合影，左起：孙劲旅、王瑞琦、张伟、文利平、李宏、张宏誉、何海娟、叶世泰、顾瑞金、王良录、文昭明、尹佳、杨秀敏、支玉香

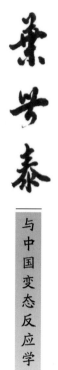

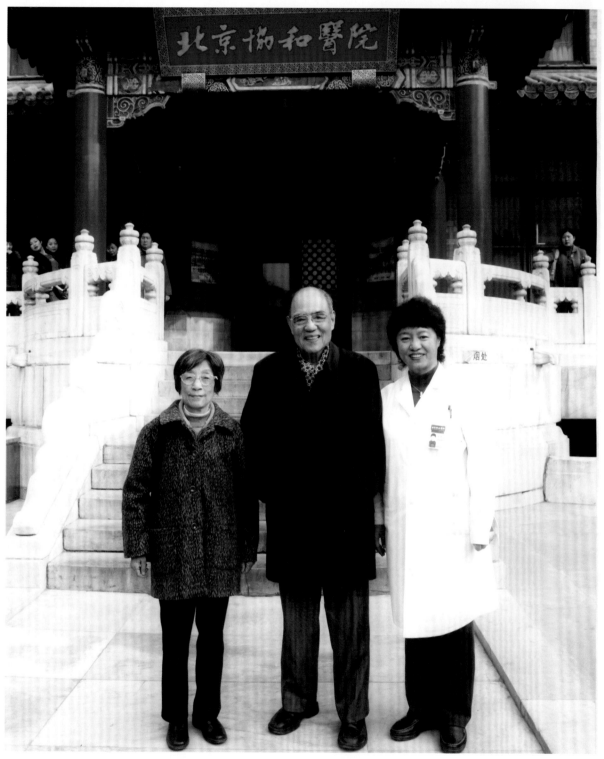

▲2011 年，叶世泰教授与文昭明教授、尹佳教授合影

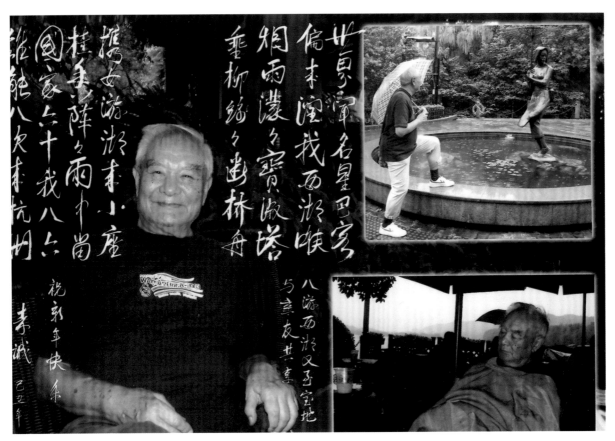

▲叶世泰与老友籍孝诚，偶作诗词相酬

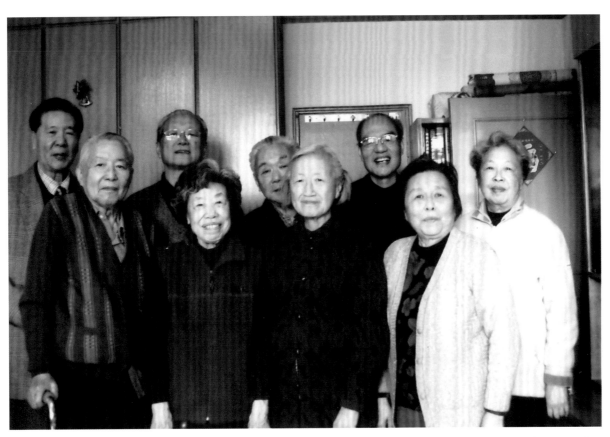

▲1998年，叶世泰同窗在其家中小聚时合影，左起：孙宗棠、许兆祥、屠规益、张绍龄、许杭、叶世泰、邓颜卿、洪歆玲

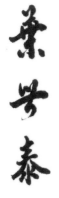

叶世泰

与中国变态反应学

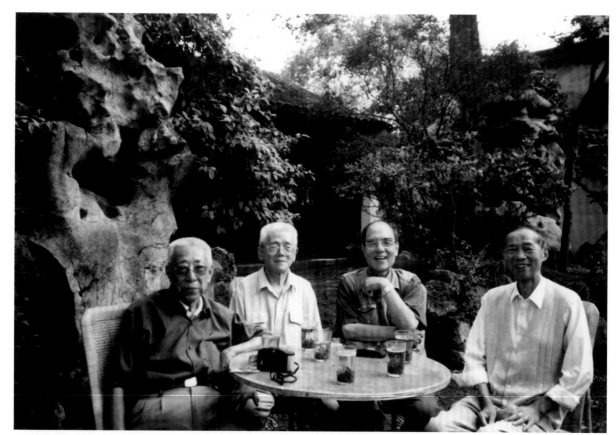

▲叶世泰与中学老友沈钧、高承仁、汤佩霞于苏州怡园品茗合影

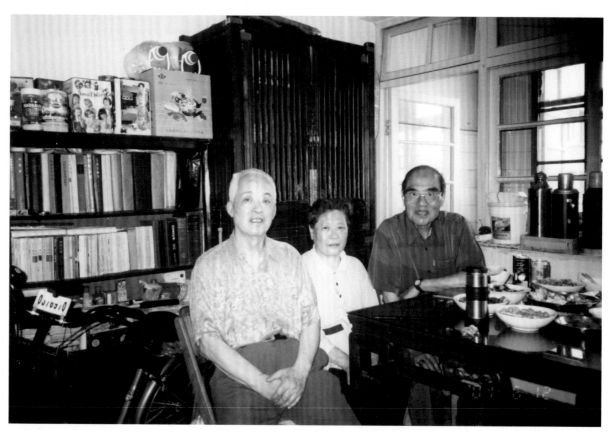

▲叶世泰赴苏州吴江访老同学林以恬及其夫人时合影

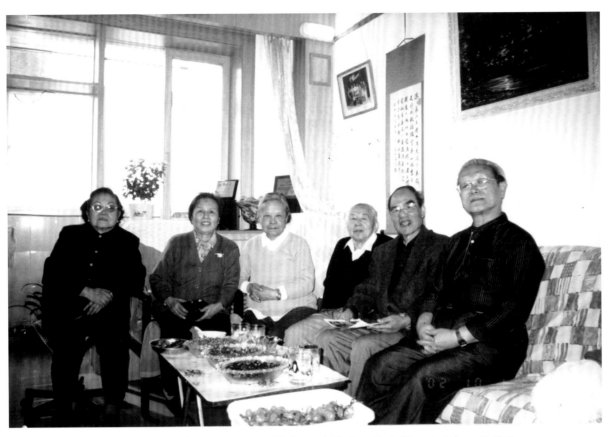

▲老同学在叶世泰家聚会，左起：刘彤华、邓颜卿、过慧君、许兆祥、叶世泰、屠规益

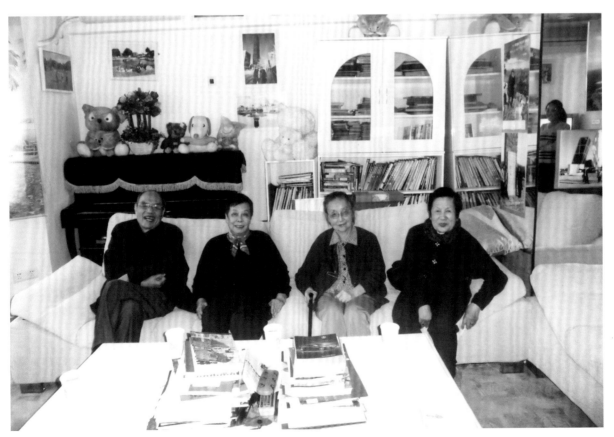

▲2011年，成都访同窗，左起：叶世泰、姚国英、已故同学王静波的夫人邱国蕊、郑於勤

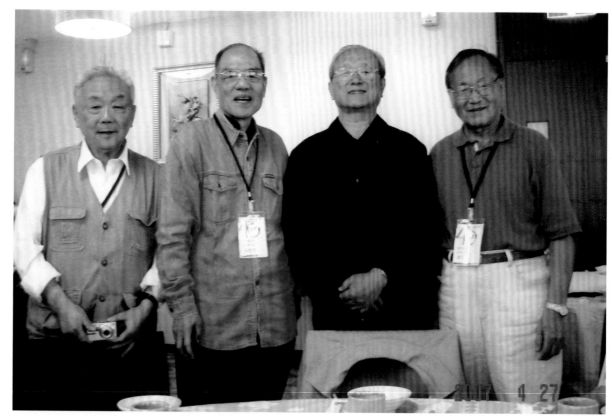

▲老同学台北相聚，左起：张绍龄、叶世泰、屠规益、曹兴康

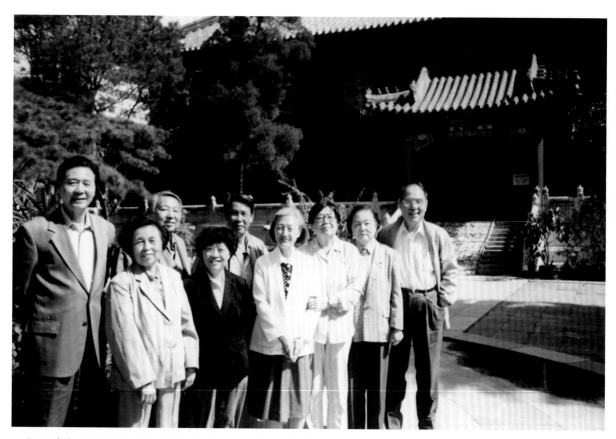

▲老同学在北京协和医院合影，左起：孙宗棠、邓颜卿、许兆祥、费佩芬、吴觉民、许杭、马恩懿、刘彤华、叶世泰

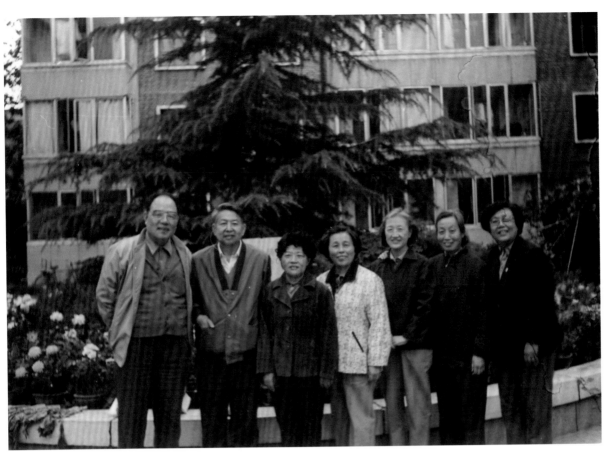

▲ 在京老同学欢迎来京老同学合影，左起：叶世泰、许兆祥、费佩芬、邓颜卿、许杭、杜如孙、马恩懿

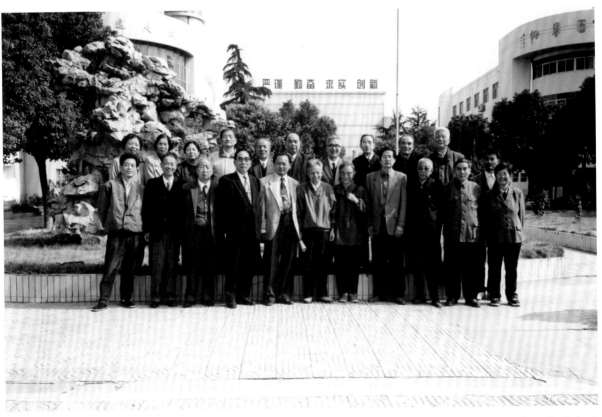

▲ 冉冉老矣的现存中学同学及夫人在母校苏州市第一中学内合影，其中还有一位年逾九旬至今健在的我们的数学教师（前左六）徐家骏先生

叶世泰

与中国变态反应学

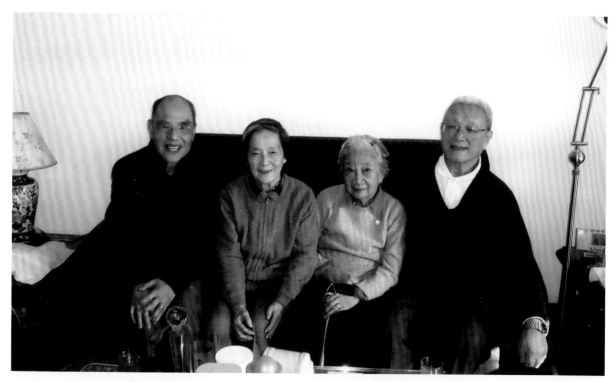

▲老友久别重逢，左起：叶世泰、王淑云（北京医院前耳鼻喉科主任）、汪磊（海军总医院前院长）、屠规益（医科院肿瘤医院前院长）

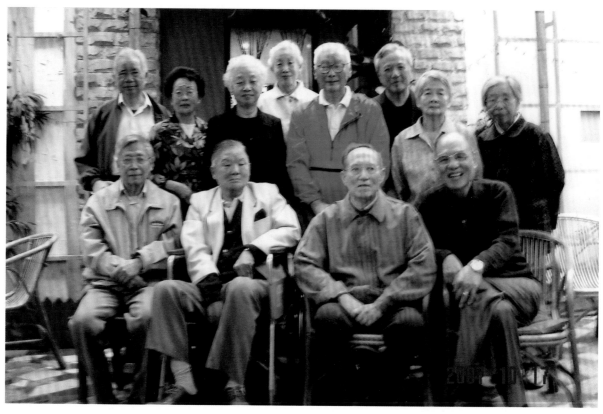

▲同班同窗60年后在上海重聚，当年青春少年均已成白发苍苍的耄耋老者，有的还坐着轮椅，更有多位已作古，令人感怀。前排左起：林纪孟、李耀永、蒋有铭、叶世泰，后排左起：蔡琰、陈景骏、严隽鸿、杜如孙、金基平、徐也鲁、袁以蘩、褚镇莺

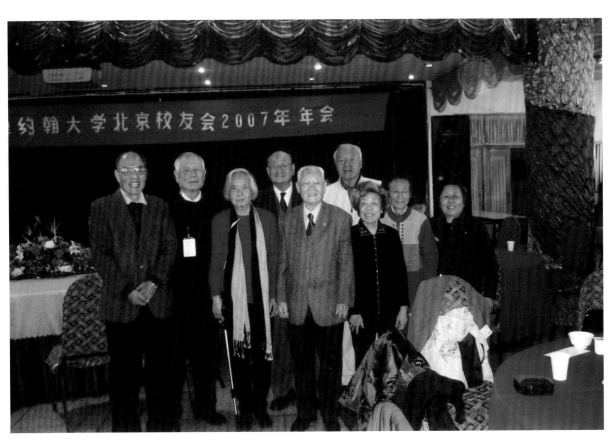

▲2007年圣约翰大学北京校友聚会上与部分医学院校友合影，左起：叶世泰、陆如山、吴冠芸、钱贻简、王世真、卢鼎厚、周前、冯文慧、邓颜卿

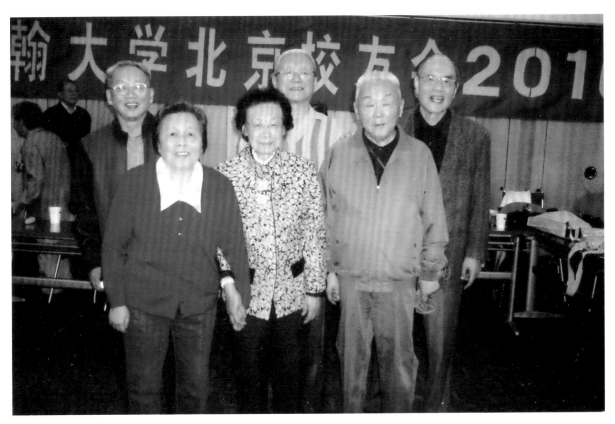

▲校友会上同窗难得相见，均冉冉老矣

叶世泰
与中国变态反应学

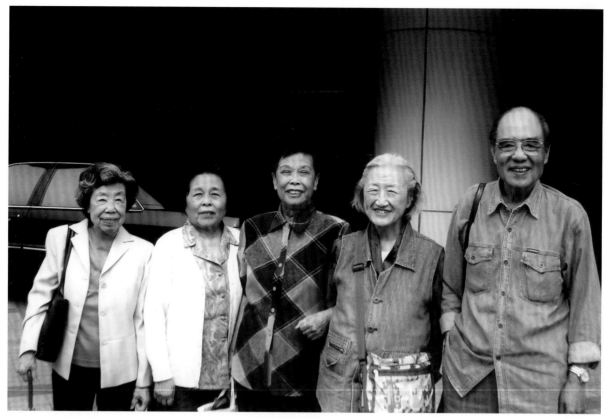

▲圣约翰大学同学久别重逢，左起：周前、邓颜卿、姚国英、许杭、叶世泰

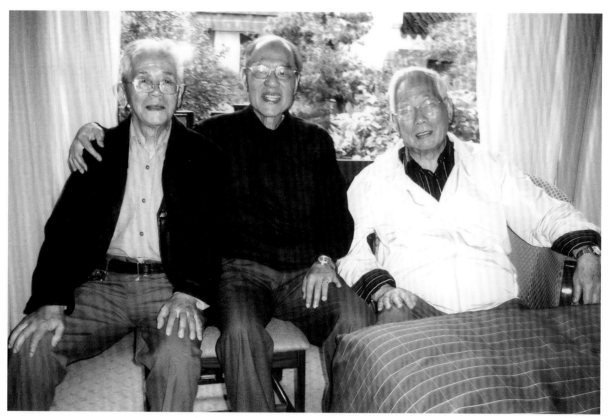

▲70年前老同学家乡重聚，左起：高承仁、叶世泰、姚贯一

人生感怀

叶芳泰 与
中国变态反应学

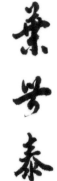

老照片　忆母校　感沧桑

叶世泰

　　辞别母校快六十个年头了，每次忆起母校校园，第一个进入梦境的总是那 SY Hall 前的古老钟楼，楼前巍然矗立的石牌坊，茂盛粗壮的老樟树和那纯厚古朴的小教堂。

　　在校期间我亦曾在校园里照过不少留影，当年我都把它们珍藏在苏州老家的一本大相册内，"文革"之前偶然由京返家，总还要把它翻阅一番，重温母校求学时代的旧梦。但是"文革"来临，我叔父家只是由于一张旧照片招来了抄家之祸，老家人心存恐慌，竟把我这本珍爱的旧相册送进了灶膛，付之一炬，从此我能追思母校的纪念物就荡然无存了。

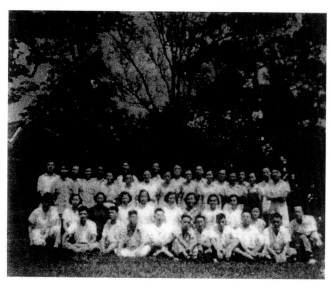

1952 年与全班同学在大樟树下的离校前合影

　　四年之前偶尔从当年由沪带来的一本医学院教科书中发现了夹在那本书页中的邮票大小的四张小照片，显然是当年在校时拍摄的校园景象，但是由于年代久远，加之尺寸太小，实在模糊得很，看不清楚。去年我儿子由加拿大回京探亲，他说我帮你带到国外去放大复印，直到半年之前终于给我传来了几张较为清晰的复制品，片中形象，依稀可辨，其中两张是我在 1952 年离校前与全班同学在大樟树下和我在老钟楼和石牌坊前和老同学李华的合影，还有一张是我独自一人在小教堂前的留影。这几张照片在我看来，质量虽差，但恰历尽沧桑，弥足珍贵。同班同学中的当年风貌还可依稀辨认。李华老友已经在美作古多年，照片上的同班同学中亦已有多人不在人间，其余的亦都已白发苍苍老态毕露了，听说大樟树亦早已凋亡，老教堂亦久已无存，不禁令人大兴世事沧桑，人物两非之慨。就是我们自己实际上亦都是历尽风雨得以幸存之人，但是我们这些圣约翰人和对母校和师长的感念之情以及对同窗好友的深情友谊则将抱守终生。

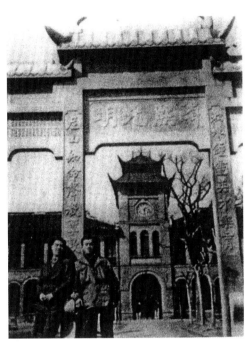

1948 年在 SY Hall 老钟楼和石牌坊下与李华同学的合影

趁 2011 年圣约翰人在北京大团聚之机，我将两张幸存的老照片奉献给参加团聚的全体约翰同窗好友，作为怀念母校的一点小小的参照。

2010 年圣诞节平安夜

原载于圣约翰大学第九届世界校友联谊会特刊

人生感怀

叶世泰

与中国变态反应学

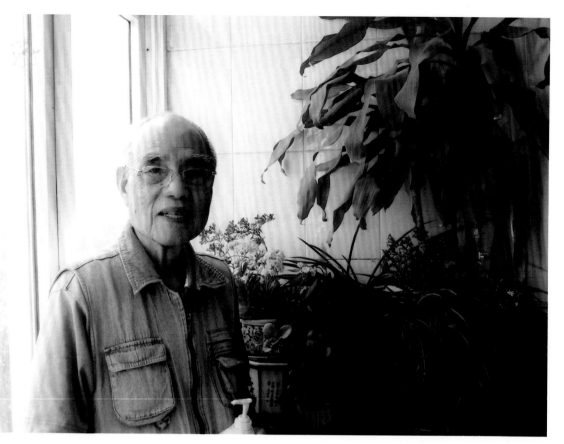

▲ 阳台园丁

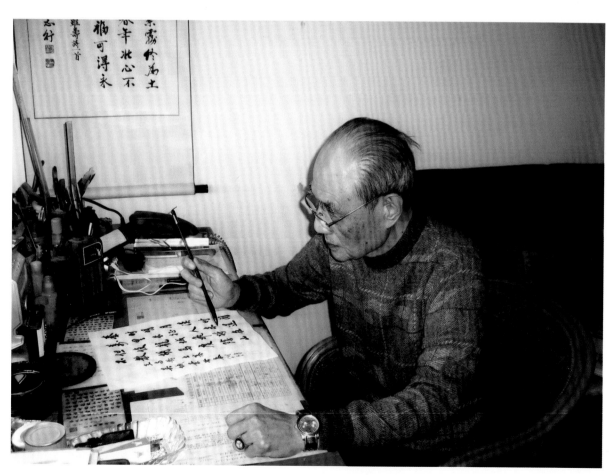

▲ 笔墨情

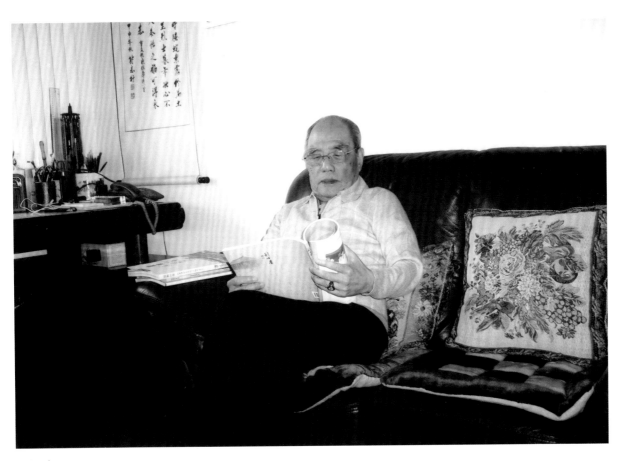

▲阅读

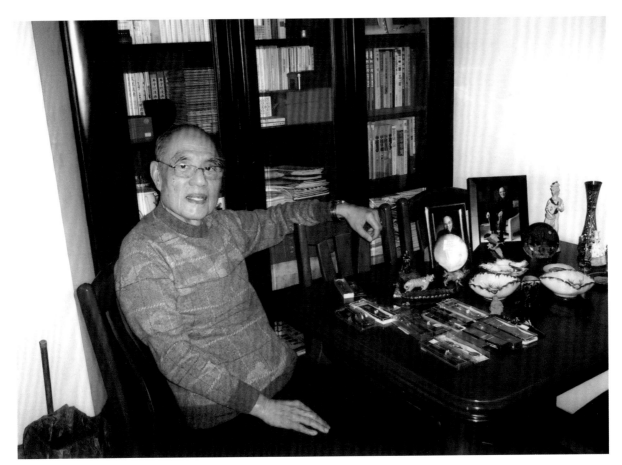

▲摆弄小玩意

与中国变态反应学

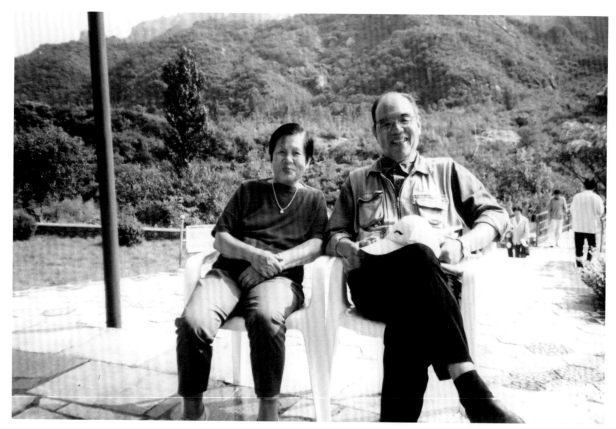

▲叶世泰与夫人同游河南嵩山

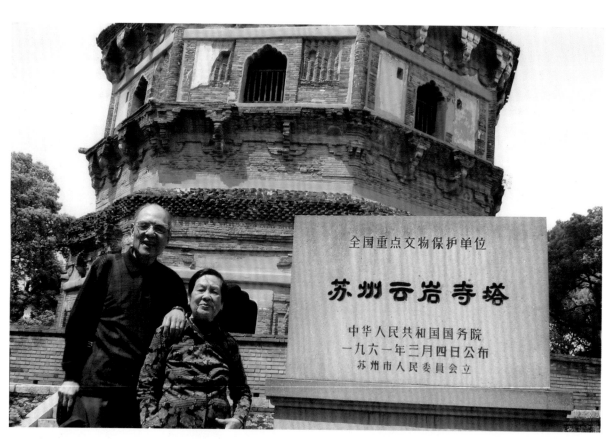

全国重点文物保护单位

苏州云岩寺塔

中华人民共和国国务院
一九六一年三月四日公布
苏州市人民委员会立

▲离乡60载，叶世泰与夫人旧地重游虎丘塔

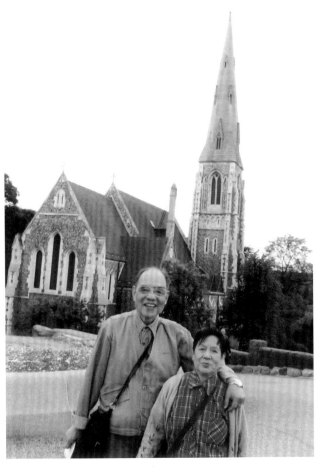

▲叶世泰与夫人游挪威

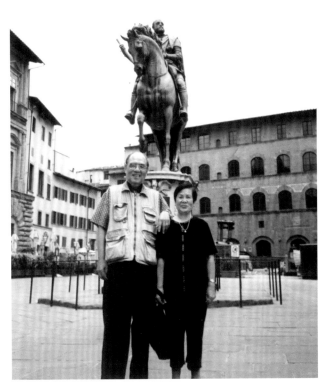

▲叶世泰与夫人游罗马

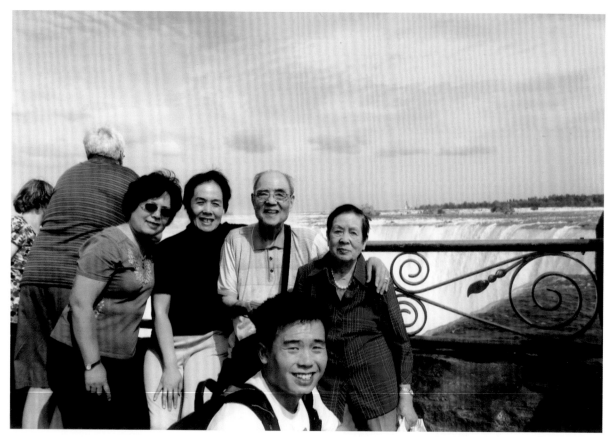

▲叶世泰合家游美国尼亚瓜拉大瀑布

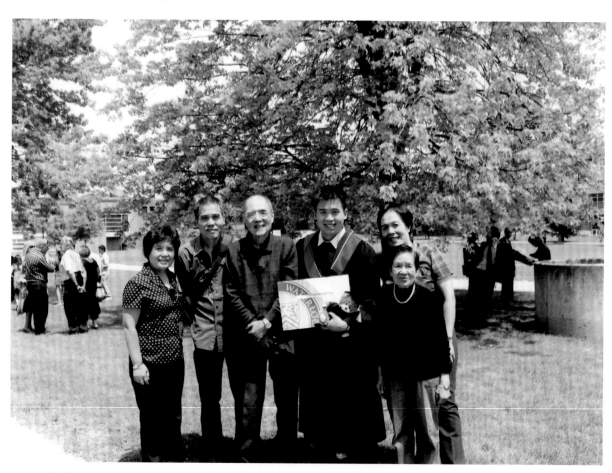

▲叶世泰夫妇携子女赴加拿大滑铁卢大学参加孙子叶成荫的毕业典礼

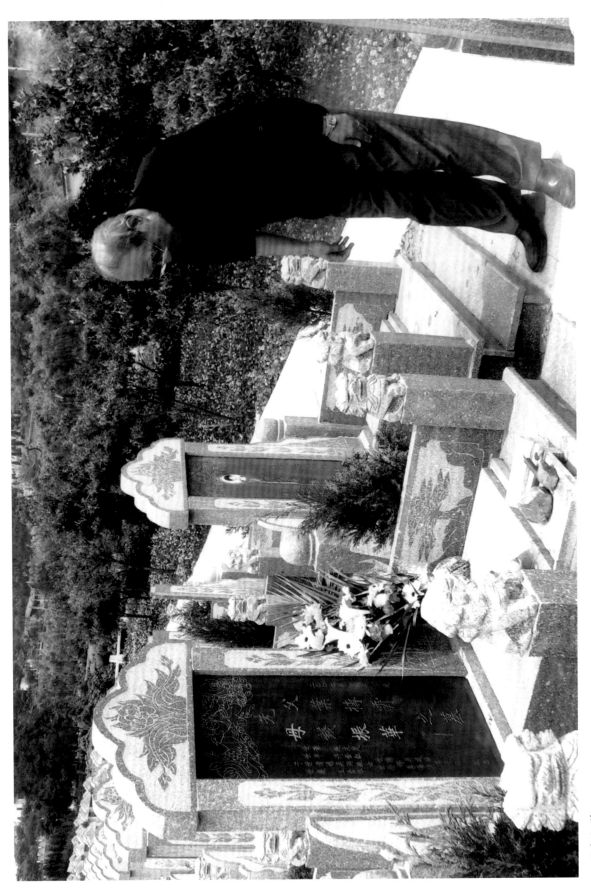

▲返乡扫墓

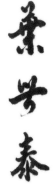

叶芳泰

与中国变态反应学

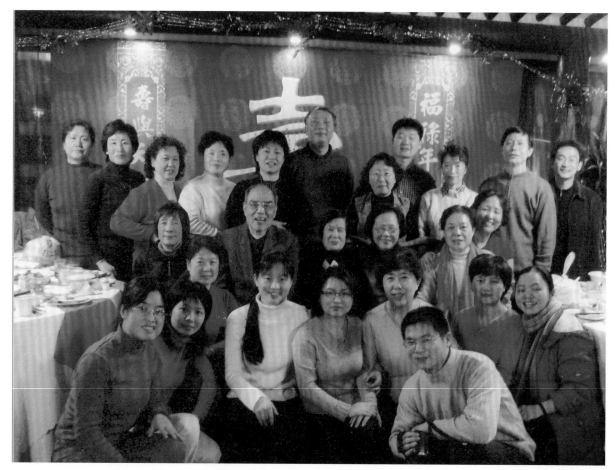

▲2006年初，北京协和医院变态反应科全科为叶世泰教授祝贺80生日

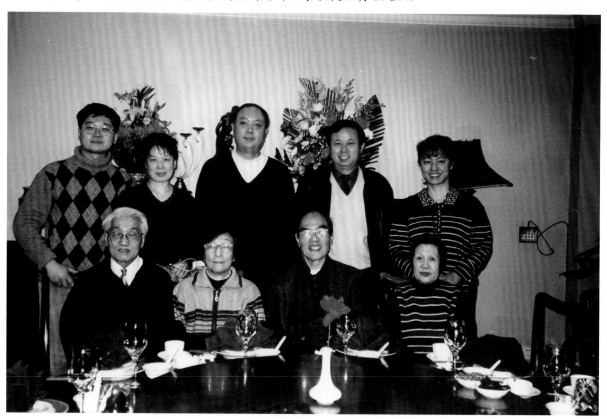

▲朱栓立、尹佳为叶世泰教授过81岁生日，前排左起：罗平海、文昭明、叶世泰、郑於勤，后排左起：关凯、张伟、王良录、朱栓立、尹佳

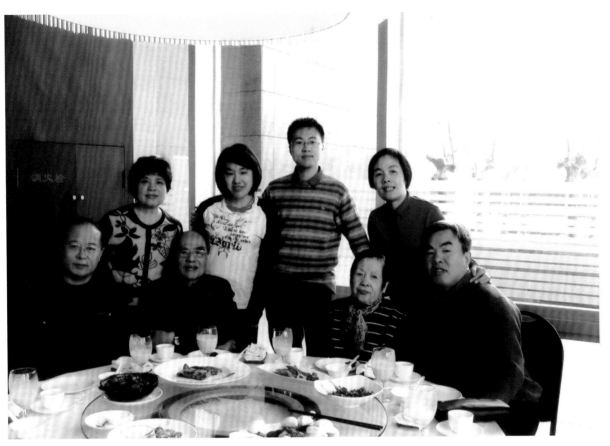

▲ 叶世泰教授85岁生日聚会，左起：孟熠、叶萌、叶世泰、李歆晔、孟元博、郑於勤、叶菁、李岷珊

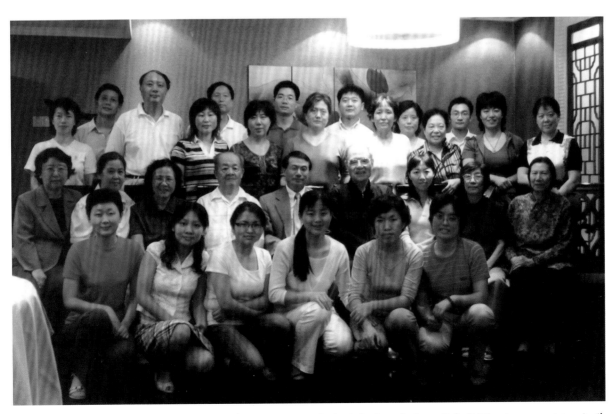

▲ 北京协和医院变态反应科全科欢迎冷晓医师，他是叶世泰的研究生，现在美国John's Hopkins大学任副教授

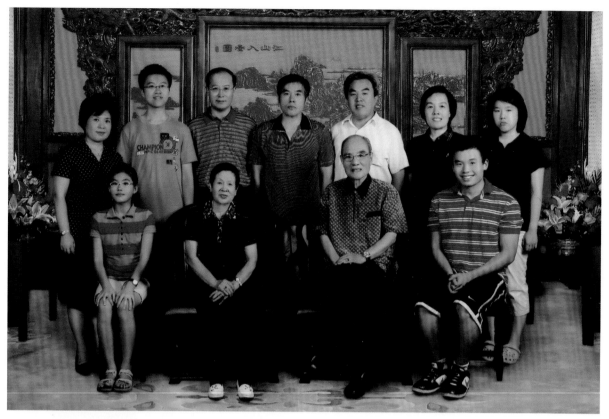

▲2010 年秋，叶世泰难得与家人团聚，留此合影

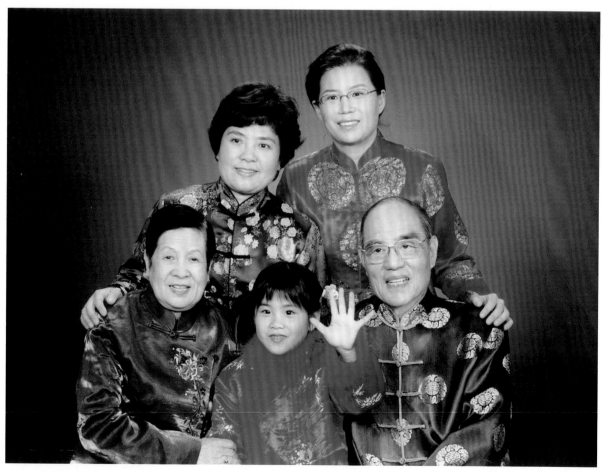

▲叶世泰全家唐装迎新春

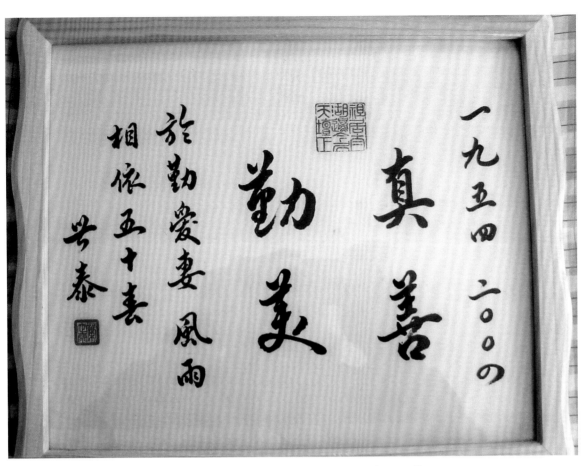

▲风雨相依五十春"真善勤美"四字是叶世泰对其夫人由衷的感激与赞扬

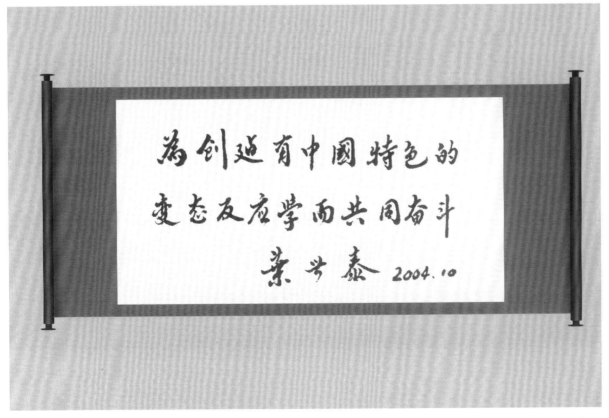

▲2004年10月，第二届中华学会变态反应学术会议在北京召开，叶世泰为大会题词号召为创建有中国特色的变态反应学而共同奋斗

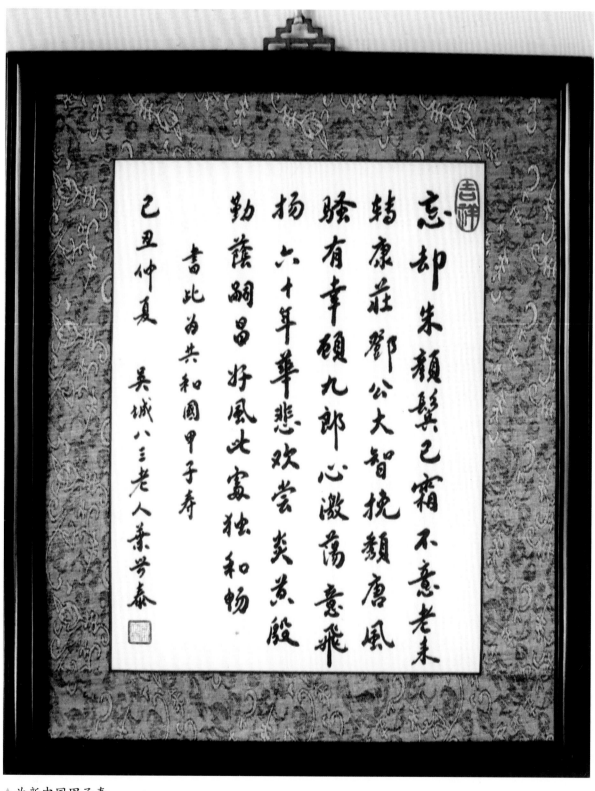

▲为新中国甲子寿

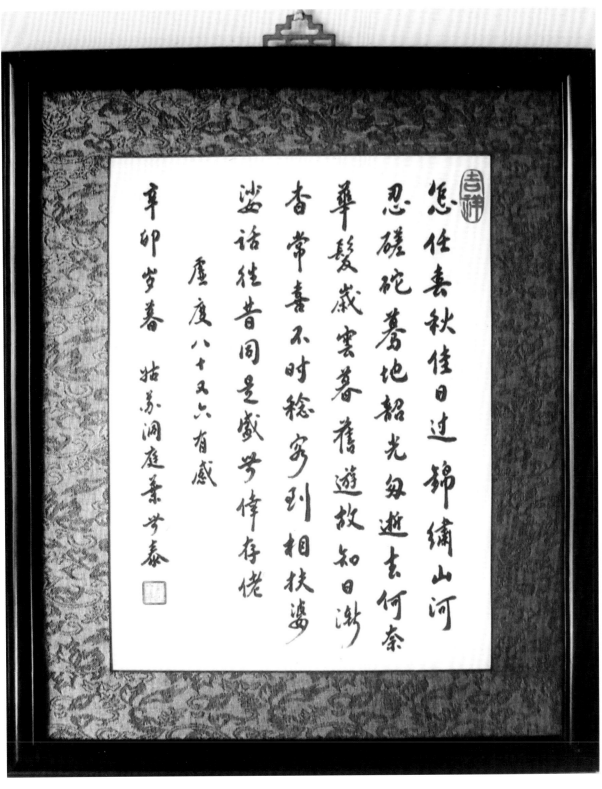

▲ 怀旧

叶芳泰

与中国变态反应学

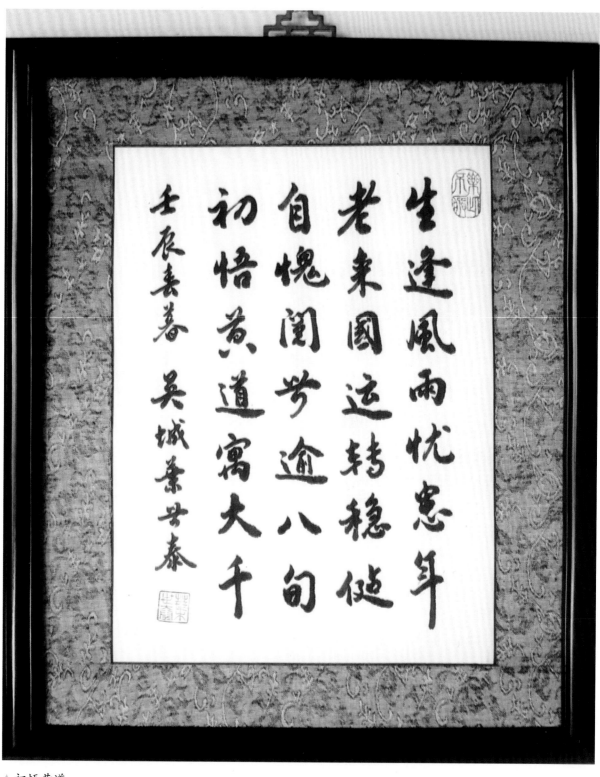

▲初悟黄道

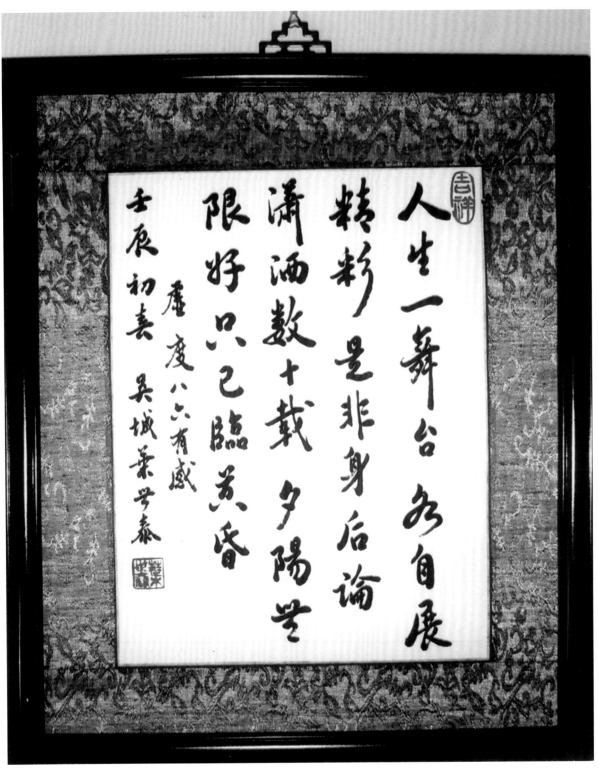

人生一舞台 各自展
精彩 是非身后论
潇洒数十载 夕阳无
限好 只已临黄昏

庚庚八六有感

壬辰初春 吴城叶岁泰

▲辛存佬

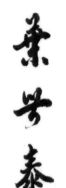

叶世泰

与中国变态反应学

后　记

　　2013 年是我生命中注定多灾而屡招磨难的一年，连逢两病，一度生命垂危，多亏了医院领导的关怀，全科同僚的热情照顾才得以转危为安，回想起来，像我这些八十开外的人，试问哪一个不是劫后余生的幸存者，有多少同窗好友、同事知交他们早早地离开了我们，自感何德何能，能在这中华复兴之年，享受这份殊荣，自愧短短一生，受惠于祖国社会者太多太多，而能回馈于生我养我抚育我成长的祖国者太小太少。本书之成，完全拜赐于我们这改革开放的伟大时代，此书承中国协和医科大学出版社的精心编辑，北京协和医院领导的大力支持，变态反应科同事们的鼎力协助，尤其是我科汤蕊医师，无论酷暑严冬一丝不苟地助我整集资料，传递讯息，联络诸方，始得有成，我特在此对诸位的辛劳，表示衷心的感谢！